Dr. Günter Harnisch

HEILEN MIT natürlichen Hormonen

Dr. Günter Harnisch

HEILEN MIT natürlichen Hormonen

Die Hormonbalance wiederherstellen und dem Alter ein Schnippchen schlagen

riva

Bibliografische Information der Deutschen Nationalbibliothek:
Die Deutsche Nationalbibliothek verzeichnet diese Publikation in der Deutschen Nationalbibliografie; detaillierte bibliografische Daten sind im Internet über http://d-nb.de abrufbar.

Für Fragen und Anregungen:
info@rivaverlag.de

Wichtiger Hinweis:
Dieses Buch ist für Lernzwecke gedacht. Es stellt keinen Ersatz für eine individuelle medizinische Beratung dar und sollte auch nicht als solche benutzt werden. Wenn Sie medizinischen Rat einholen wollen, konsultieren Sie bitte einen qualifizierten Arzt. Der Verlag und der Autor haften für keine nachteiligen Auswirkungen, die in einem direkten oder indirekten Zusammenhang mit den Informationen stehen, die in diesem Buch enthalten sind.

Originalausgabe
1. Auflage 2019

Nymphenburger Straße 86
D-80636 München
Tel.: 089 651285-0
Fax: 089 652096

Redaktion: Stephanie Kaiser-Dauer
Umschlaggestaltung: Sonja Vallant
Umschlagabbildung: K N/Shutterstock.com
Satz: Ortrud Müller, Die Buchmacher, Köln
Druck: GGP Media GmbH, Pößneck
Printed in Germany

ISBN Print 978-3-7423-1064-4
ISBN E-Book (PDF) 978-3-7453-0685-9
ISBN E-Book (EPUB, Mobi) 978-3-7453-0686-6

Für Alice und Christine

Inhalt

Vorwort

»Das Alter ist kein Abstieg, es ist Leben für Fortgeschrittene. Darauf kann und darf man sich freuen« – so Dr. med. Eckart von Hirschhausen, Arzt und Komiker.[1] Wer sich auch in fortgeschrittenem Alter viel freut, vermindert all den Stress, der Entzündungsprozesse unterschiedlichster Art begünstigt und ganz allgemein das Krankheitsrisiko erhöht.

In diesem Buch geht es um unterschiedliche Möglichkeiten, dem Alter ein Schnippchen zu schlagen und sich möglichst lange am Leben zu freuen. Es geht darum, chronischen Krankheiten zu entgehen, die uns in unserem immer schwieriger werdenden Lebensumfeld bedrohen. Der Wunsch, dem eigenen Leben möglichst viele aktive Lebensjahre hinzuzufügen, erfüllt von Lebensfreude und Genussfähigkeit, beherrscht die Menschen seit uralter Zeit. Jetzt rückt seine Erfüllung in greifbare Nähe. Die Lebensuhr lässt sich zurückdrehen.

Die hier beschriebenen Heilmethoden eignen sich aber auch für jüngere Menschen. Bei ihnen dienen sie dem Ziel, die körpereigene natürliche Hormonproduktion wieder ins Gleichgewicht zu bringen und bestehende Hormonmangelzustände auszugleichen. Das geschieht auf mehreren unterschiedlichen Wegen: durch natürliche Hormone, Pflanzenheilmittel oder geeignete Nahrungsergänzungsmittel, die man dem Körper zuführt, ebenso aber auch durch eine optimale Hormon-Power-Ernährung. Hinzu kommen die Chancen einer Lebensführung, welche die eigene Hormonproduktion kraftvoll in Schwung bringt und so Fitness und Gesundheit (wieder)herstellt.

Für welchen Weg Sie sich entscheiden, liegt ganz bei Ihnen selbst. Außerdem entscheiden Sie darüber, ob und welche der hier vorgestellten

---

1 Bahnsen/Schweitzer 2018.

Methoden Sie miteinander kombinieren möchten und ob Sie diese Methoden nacheinander ausprobieren oder alle gleichzeitig anwenden wollen.

Jeden der hier beschriebenen Wege können Sie problemlos alleine gehen. Doch ebenso gut ist es möglich, sich mit Partnern, Freunden, Gleichgesinnten oder in Selbsthilfegruppen zusammenzufinden. Gemeinsam geht manches leichter.

In diesem Buch werden Sie reichlich Anregungen finden, aus denen Sie ganz nach Ihrem persönlichen Bedarf das für Sie Passende auswählen können. Dafür brauchen Sie nur den Mut, die Vorschläge selbst auszuprobieren und dabei in sich hineinzuhorchen, was Ihnen guttut und was nicht. Erste Erfolge werden Sie sehr schnell spüren. Wo es um schon lange Zeit vorhandene chronische Leiden geht, brauchen Sie vielleicht manchmal auch ein wenig Geduld. »Alte« Leiden sind nicht von einem Tag auf den anderen entstanden. Und kein Mensch kann sie einfach wegzaubern.

Gesundheit ist ein Weg, kein Besitz. Diesen Weg lohnt es, ein Leben lang zu gehen.

Als Autor wünsche ich allen Leserinnen und Lesern viel Freude dabei und guten Erfolg!

Warendorf/Wangerooge, im Mai 2019

Dr. Günter Harnisch

Teil I

Alter und Stress schwächen das Hormonsystem

1

Dem Alter ein Schnippchen schlagen

»Die Medizin ist so weit fortgeschritten,
dass niemand mehr gesund ist.«

Aldous Huxley, britischer Schriftsteller, 1894–1963,
bekannt vor allem durch seinen Roman *Brave New World*, in dem
er 1932 eine total manipulierte Zukunftsgesellschaft vorstellt, der
wir uns heute in der Realität bereits erstaunlich annähern

Die Schulmedizin hat ihre großen Verdienste. Dazu gehören beispielsweise der Einbau von Herzschrittmachern und vor allem die moderne Unfallmedizin. Sie ist unübertroffen. Die modernen Diagnosemöglichkeiten sind tatsächlich so gewaltig fortgeschritten, dass kaum noch ein Mensch heute den Normen für Gesundheit entspricht. Welche Normen das sind, legen die Mediziner selbst fest – weltweit, anhand der jeweils neuesten Forschungsergebnisse. Auf internationalen Konferenzen treffen sie so die Entscheidung, wer als behandlungsbedürftig gilt und womöglich sein ganzes Leben lang Blutdrucksenker, Statine gegen zu hohe Blutfettwerte, Mittel gegen zu hohen Blutzucker oder Betablocker zur Vorbeugung gegen Schlaganfall, Herzinfarkt oder Diabetes einnehmen muss. Das alles sind Medikamente, die zwar helfen, aber mit schwer einschätzbaren Nebenwirkungen verbunden sein können. Sie sind keinesfalls harmlos, schon deshalb nicht, weil sich ihre Nebenwirkungen möglicherweise potenzieren, vor allem wenn – wie in der Praxis üblich – mehrere davon gleichzeitig eingesetzt werden. Nicht selten nehmen Menschen bis zu zwölf verschiedene Medikamente pro Tag ein. Ein lukratives Geschäft für die Pharmaindustrie, das sie sich so leicht nicht aus der Hand nehmen lässt.

Anti-Aging: Stiefkind der Medizin

Ausgesprochen schlecht steht es dagegen um die Vorsorgemedizin. Wenn man von den nicht gerade ungefährlichen Schutzimpfungen einmal absieht, gibt es sie im Grunde überhaupt nicht. Kein Schulmediziner kann seinen Patienten Hilfe gegen das Altern anbieten oder ihnen sagen, wie sie ihr Leben glücklicher leben oder wenigstens besser schlafen können. Zwar verordnen sie Viagra, damit die Liebe nicht ganz auf der Strecke bleibt. Aber was sind das für Hämmer! Für ältere Menschen mit bereits vorhandenen Herz- und Kreislaufschädigungen können sie schnell zur akuten Gesundheitsgefährdung werden.

»Die Medizin täte gut daran, ein bisschen bescheidener zu werden«, sagt Dr. Eckart von Hirschhausen in einem *ZEIT*-Interview. Die Medizin signalisiert nach außen den heldenhaften Anspruch »Wir können alles Leiden dieser Welt heilen.« Doch dieser Anspruch wird weder den Patienten noch den Ärzten gerecht. Von Hirschhausen fordert, die Ärzte sollten sich mehr als Begleiter verstehen. So könnten sie viel dafür tun, damit »die Menschen in den Leitplanken eines guten Lebens bleiben. Alter ist keine Krankheit.«[2]

2 Bahnsen/Schweitzer 2018.

Alter ist keine Krankheit

Sollte es wirklich keine sanfteren Problemlösungen gegen Altersverschleiß und nachlassende Vitalität geben, auf die sich die Medizin stützen kann, um ihren Patienten zu helfen?

Eine Handvoll ganzheitlich denkender Ärztinnen und Ärzte aus den USA, Großbritannien und Deutschland hat sich auf die Suche begeben – unabhängig voneinander. Und sie waren erfolgreich. Was sie fanden, ist ein vollkommen neuer Therapieansatz, mit natürlichen Hormonen Mangelzustände zu beseitigen. So schaffen sie eine Barriere gegen Krankheit und Alter – und das ohne unangenehme Begleiterscheinungen.

Eine Therapie entwickelt sich zur Selbsthilfemethode

In diesem Buch wird die ursprüngliche Methode der Pioniere einer natürlichen Hormontherapie weiterentwickelt. Wir haben sie in unserem *Arbeitskreis: gesund leben* erprobt und sie so einfach gestaltet, dass Laien sie anwenden können, die bereit sind, ihre Gesundheit selbst in die Hand zu nehmen. Der *Arbeitskreis: gesund leben* ist eine unabhängige Selbsthilfeorganisation, die keine Fördermittel oder Spenden in Anspruch nimmt und ohne Werbeeinnahmen frei von Einflussnahmen jeder Art arbeitet. Ihre Mitglieder, Laien unterschiedlichster Altersgruppen ebenso wie professionelle Angehörige der Gesundheitsberufe, sind ehrenamtlich tätig. Ihnen geht es nicht um Profit, sondern um Hilfe zur Selbsthilfe und um Gesundheitsvorsorge.

Ihr Ziel besteht darin, interessierten Menschen alternative Wege zur Gesundheit aufzuzeigen, die sie selbstverantwortlich gehen können. Dies muss keineswegs zu einer Abkehr von der Schulmedizin führen, ebenso gut lassen sich natürliche Heilmethoden mit schulmedizinischen oder noch anderen Alternativen verbinden. Es gibt nicht nur ein Entweder-oder, sondern außerdem ein Sowohl-als-auch.«

Mehr Selbstverantwortung

Mut zu mehr Selbstverantwortung ist erforderlich, um diesen Weg zu gehen. Damit wächst zugleich die Fähigkeit, auf die Signale des eigenen Körpers zu hören und ihnen zu vertrauen. Leichter wird das Leben auf diesem Weg, weil mehr Hoffnung und mehr Freude ihn begleiten. Schwerer dagegen: Man kann seinen Körper nicht mehr länger in der Reparaturwerkstatt abgeben und warten, bis der Arzt kommt und ihn repariert. Man ist aber auch niemandem mehr hilflos ausgeliefert, sondern kann seinen eigenen Heilungsprozess aktiv begleiten und ihn selbst gestalten, ohne Abhängigkeit von den künstlichen Produkten der Pharmakonzerne mit all ihren Nebenwirkungen. Viele Menschen erleben diesen Weg als faszinierend. Ihre Begeisterung stärkt die eigene Heilkraft. Sie wirkt zugleich als Aufbruchssignal für andere Menschen in ihrem Lebensumfeld. Begeisterung steckt an! Begeisterte sterben jedenfalls nicht an Langeweile.

Natürliche Hormone: Schlüssel zur Gesundheit

Ein hormonelles Ungleichgewicht mithilfe natürlicher Hormone wieder ins Lot zu bringen, lässt einen Patienten meist schneller gesund werden, als dies mithilfe von Medikamenten und Operationen möglich wäre, so der US-Arzt Dr. Michael Platt, einer der Pioniere der natürlichen Hormontherapie[3], die uns in diesem Buch noch öfters begegnen wird.

Natürliche Hormone sind in ihrer biochemischen Struktur vollkommen identisch mit den Hormonen, die der Körper selbst produziert. Daher hat der Körper keinerlei Probleme, sie aufzunehmen und zu verarbeiten. Bei synthetischen Hormonen wird dagegen die natürliche Beschaffenheit künstlich nachgeahmt. Sie sind wie Nachschlüssel, die nicht richtig passen. Wendet man sie über längere Zeit an, kann der Körper Schaden nehmen. So führte beispielsweise der Einsatz künstlicher Östrogene zur Herstellung der Anti-

3 Platt 2013, S. 43.

babypille nachweislich zu einer höheren Brustkrebsrate, was die Schulmedizin lange Zeit schlichtweg ignoriert hat (mehr dazu in Kapitel 2, Abschnitt. »Was in der herkömmlichen Hormontherapie schiefgelaufen ist«).

Durch den Einsatz natürlicher Hormone können selbst Krankheiten zum Verschwinden gebracht werden, die auf den ersten Blick scheinbar nichts mit Hormonen zu tun haben. Das gilt zum Beispiel für bestimmte Arten von Depressionen, Schwindelzustände, Schlafprobleme, Übergewicht, Migräne, Herzrhythmusstörungen, Fibromyalgie und andere manchmal rätselhafte Schmerzzustände.

Wird das Altern abgeschafft?

Die durchschnittliche Lebenserwartung der Menschen ist seit Beginn des 20. Jahrhunderts um 30 Jahre gestiegen – auf 83 Jahre für Frauen und auf 78 Jahre für Männer. Mit jedem Tag steigt sie ein bisschen weiter. Das von Menschen höchste zu erwartende Lebensalter liegt inzwischen bei weit mehr als 100 Jahren.[4] Dank der Fortschritte in der Medizin wird es immer höher. Doch die Zahl der erreichten Lebensjahre allein sagt nichts über die Qualität der Verlängerung aus. Für viele Menschen sind nur mehr Krankheitsjahre dabei herausgekommen, Jahre des Leidens und Siechtums, verlängert durch Maßnahmen der modernen Medizin.

Dass sich das Altern verzögern lässt, indem man die körpereigenen Reparaturmöglichkeiten unterstützt oder verschlissene Teile ersetzt, ist sicher. Die rasant fortschreitenden Methoden der Genentschlüsselung lassen erwarten, dass sich die Spanne der vitalen Jahre eines Menschen weiter ausdehnen lässt, als wir bislang ahnen.

Im Gesundheitswesen werden Tag für Tag gigantische Summen für alte Menschen ausgegeben – wenn auch derzeit vielleicht noch nicht wirksam genug. Der Altersforscher Aubrey de Grey aus Kalifornien ist von der Sinnhaftigkeit dieser Ausgaben überzeugt. Für ihn gilt: »Nicht der Gedanke,

4 Piepgras 2018, S. 58.

die Natur zu manipulieren, ist unmoralisch, sondern der Gedanke, einer alternden Gesellschaft neue Therapien vorzuenthalten.«[5] Die Therapie mit natürlichen Hormonen wird ihren Beitrag zur Gesundheit der Bevölkerung leisten, allerdings ohne Manipulationen und zu weitaus geringeren Kosten.

5 Piepgras 2018, S. 64.

2

Stress macht alt und krank

Stress und seine Folgen für die Gesundheit

Nach allem, was man bislang darüber weiß, scheint Stress einer der Hauptkrankheitsverursacher zu sein. Allem Anschein nach ist er vor allem für Krankheiten verantwortlich, die mit dem Arbeitsprozess zusammenhängen. In Amerika beziehen sich inzwischen bis zu 90 Prozent aller Hausarztbesuche auf durch Stress ausgelöste Gesundheitsprobleme.[6] Die Zahlen für Deutschland werden nicht viel anders aussehen.

Fast jeder fühlt sich in seinem Leben gestresst – mal mehr, mal weniger. Aber was ist Stress überhaupt? Und was geschieht in unserem Körper, wenn wir unter Stress leiden?

Stress bezeichnet eine besonders starke Form von Beanspruchung. Sie kann auf schwere körperliche Arbeit zurückzuführen sein, ebenso aber auch auf Lärm, Leistungssport oder besonders starke psychische und geistige Belastungen. Hier sind zum Beispiel die Angst vor Versagen oder vor Gesichtsverlust zu nennen. Ähnlich wirken Verlustangst und Todesangst oder schwere Krankheiten. Krieg, Unfälle, Trennungen oder der Tod eines

6 American Institute of Stress Statistics, 2000; zitiert nach Ross 2016, S. 112.

geliebten Menschen lösen Stress aus – ebenso wie Umweltschadstoffe, Strahlungen durch elektromagnetische Felder von Mobiltelefonen oder schnurlosen DECT-Telefonen, Fehlernährung oder Infektionskrankheiten. Stress wird von den Menschen unterschiedlich stark empfunden. Was der eine noch anregend findet, ist für den anderen bereits eine als Stress wahrgenommene Leistungsanforderung. Stress liegt vor, wenn sich jemand den Anforderungen auf körperlicher, geistiger oder psychischer Ebene nicht gewachsen fühlt.

Typische Stressfaktoren sind Zeitmangel, übermäßige Verantwortung bei der Arbeit oder in der Familie, Lärm, Überforderung, Angst nicht zu genügen, seelische Probleme und ungelöste Konflikte. Solche Überforderungen wirken sich nachteilig auf die Psyche und auf die Befindlichkeit des Körpers aus. Sie können die Gesundheit stark schädigen.

Meist verbinden die Betroffenen ihren Stresszustand mit einem Gefühl von Druck und Anspannung. Bei Stress werden notwendige Körperreaktionen aktiviert, um eine schnelle Energiebereitstellung sicherzustellen. So erhöht sich die Herztätigkeit, die Durchblutung der Organe und Muskeln nimmt zu, ebenso die Sauerstoffversorgung des Gehirns. Die Arbeit des Immunsystems wird dagegen reduziert.

Stress ist nur schädlich, wenn er als negativ empfunden wird, als Sorge, Kummer oder Bedrängnis. Fühlen wir uns einer Herausforderung gewachsen, so empfinden wir sie nicht als schädlichen Stress, sondern eher als positiv und anregend. Positiven Stress aber brauchen wir, um unser Leben als sinnvoll zu erleben und es entsprechend zu gestalten.

Stress führt zu Mangel an Wohlfühlhormonen

Seit uralter Zeit geschieht das so: Wenn Menschen sich plötzlich einer Gefahr ausgesetzt sehen, mobilisiert ihr Körper sofort alle Kräfte, um der Angst auslösenden Situation zu begegnen. Das Gehirn nimmt die Gefahr über die Sinnesorgane wahr und schüttet vor allem den Botenstoff Adrenalin aus. So aktiviert der Körper alles, was für Kampf oder Flucht notwendig ist: Die

Muskeln werden angespannt, die Adern verengen sich, damit im Falle einer Verletzung möglichst wenig Blutverlust eintritt. Das Immunsystem gerät in höchste Alarmbereitschaft, um Infektionen entgegenzuwirken. Endorphine setzen die Schmerzgrenze herauf, so dass man bei frischen Verletzungen zunächst überhaupt keinen oder nur geringen Schmerz empfindet. Das alles sind biologisch sinnvolle Schutzreaktionen. Nur: Bleibt der Körper infolge von Dauerstress, dem die Menschen heute verstärkt ausgesetzt sind, ständig im Alarmzustand, so kann er sich nicht mehr entspannen. Bei zu wenig Stressabbau durch Bewegung lagern sich die mobilisierten Blutfette dann in den Adern ab und führen auf lange Sicht zu typischen Zivilisationskrankheiten wie Herzinfarkt, Schlaganfall und Arterienverkalkung. Deshalb ist es so notwendig, regelmäßig für wirksame Entspannung zu sorgen und möglichst viele Glücksbotenstoffe zu aktivieren, denn sie sind die Gegenspieler der Stresshormone und können Stressfolgen verhindern.

Stress und Reizüberflutung

Stress, Unruhe in der gesamten Lebensführung, ständige Berieselung durch Fernsehen, Radio und neue Medien, Verkehrslärm, berufliche Überforderungen, Kummer, negatives Denken, Hetze, Termindruck, Angst und Aufregungen schaden der Gesundheit.

Nach neueren wissenschaftlichen Untersuchungen leidet heute rund ein Drittel aller Kinder und Jugendlichen unter psychosomatischen Krankheitsbeschwerden. Vor allem Mädchen sind betroffen. Sie klagen über Allergien, Asthma, Bronchitis, Hautausschläge und Neurodermitis. Verantwortlich sind längst nicht nur die Schadstoffe aus dem Lebensumfeld. Ursache ist Stress durch massive Reizüberflutung – nicht nur, aber auch durch die modernen Massenmedien – und Überforderung durch Leistungsdruck. Auch leiden die Kinder häufig unter den Beziehungskrisen der Eltern. »Der Körper sucht sich zur Gegenwehr ein Ventil und findet es in allen möglichen Krankheiten« – so der bekannte Bielefelder Gesundheits- und Jugendforscher Professor Klaus Hurrelmann. Jedes vierte Kind leidet heute bereits im Grundschulalter an Depressionen.[7]

Unsere Gesellschaft lebt immer schneller. Überall versucht man, noch mehr Zeit herauszuholen – am Arbeitsplatz, aber inzwischen immer mehr auch im Privatleben. Man schläft kürzer, man isst schneller. Selbst das Duschen geht schneller. Trendforscher kommen zu dem Ergebnis, die Generation der sogenannten Netzwerkkinder (damit sind die ab 1980 Geborenen gemeint) sei bereits daran gewöhnt, mehrere Dinge gleichzeitig zu tun. Ruft man heute in einer Firma an, so geschieht es nicht selten, dass der Gesprächspartner zugleich noch ein Gespräch auf einer anderen Leitung führt und seine Aufmerksamkeit zwischen beiden teilt. Um Zeit zu sparen, trinken heute viele Menschen bereits ihren Kaffee auf dem Weg zur U-Bahn. Sie verfolgen die neuesten Nachrichten beim Training im Fitnessstudio und telefonieren beim Fernsehen. Nach Umfragen essen und unterhalten sich 24 Prozent der Deutschen vor dem Fernseher, 8 Prozent schlafen sogar, während Fernsehsendungen weiterlaufen.

Multitasking lautet das Fachwort für diesen durchaus umstrittenen Lebensstil. »Multitasking macht krank«, warnen inzwischen Forscher aus den USA. Sie verweisen auf deutliche Aufmerksamkeitsdefizite bei den Untersuchten. Die ständige Überdosis an Informationen auf Grund moderner Technologien führt zu verkürzten Aufmerksamkeitsspannen. Sogar Probleme mit dem Kurzzeitgedächtnis können durch die ständige Reizüberflutung entstehen.

Offenbar gibt es Unterschiede in den Reaktionen. Die US-Wissenschaftlerin Carol Kallendorf geht davon aus, dass extravertierte Menschen sich durch Multitasking eher auf Hochtouren gebracht fühlen. Introvertierte klagen dagegen, sie könnten sich nicht mehr auf eine Aufgabe konzentrieren. Alle Energien würden aufgezehrt. Bei ihnen kommt es gehäuft zu psychischen Störungen wie Schlafproblemen oder Depressionen, aber auch zu Störungen des Hormonsystems.

---

7 So Professor Dr. Marianne Leuzinger-Bohleber, geschäftsführende Direktorin des Sigmund-Freud-Instituts in Frankfurt, in einem Interview mit der Zeitschrift *BIO* (1/2008, S. 86).

Allerdings scheint zum Multitasking auch eine Gegenbewegung zu entstehen. Mehr Stress versuchen die Menschen durch mehr Wellness auszugleichen. Wellness ist so gesehen ein Versuch, Zeit zurückzugewinnen.

Schadstoffe aus Nahrung und Umwelt

Nach Untersuchungen der Weltgesundheitsorganisation (WHO) haben rund 80 Prozent aller chronischen Erkrankungen einen Bezug zu Umweltbelastungen. Einzelnen Schadstoffen kann unser Organismus noch durch Anpassung begegnen. Doch wenn ihre Zahl sich vervielfacht, ist er irgendwann überfordert. Wie ein Fass, das plötzlich überläuft, reagiert er dann mit heftigen Alarmsignalen. Vorher dagegen schien doch alles in Ordnung zu sein. Krankheitssymptome waren nicht spürbar. Umso unbegreiflicher sind für die Betroffenen diese ungewohnten Krankheitsreaktionen ihres Körpers.

Chemische Substanzen, Hormone, Antibiotika, Rückstände von Medikamenten, Säuren und chemische Verbindungen, die in der Natur nicht vorkommen, gelangen heute über die Ausscheidungen der Menschen in die Kanalisation und schließlich ins Grundwasser. Sie finden sich inzwischen in Flüssen, Seen und Meeren. Hormonrückstände von Antibabypillen entdeckt man im Trinkwasser und im Grundwasser, selbst in der Antarktis. Antibiotika und Hormone gelangen auf dem Weg über die Nahrungskette in das Fleisch auf unserem Teller. Schwermetalle und Dioxin finden sich im Fisch wieder, selbst in Gemüse und Salat.

Wir sind in unserem Lebensraum immer mehr hoch- und niederfrequenten Strahlungen ausgesetzt. Der ständig zunehmende Elektrosmog durch Strom und immer mehr Funk- und Fernsehwellen, Mobiltelefone, Satellitenfunk, sich ständig weiter ausbreitende Radarsysteme, die zunehmende Belastung durch Gifte in Umwelt und Nahrung sowie durch erhöhte Radioaktivität schädigen unseren Organismus in seiner Abwehrfähigkeit deutlich.

Inzwischen gibt es mehrere wissenschaftliche Untersuchungen, die gehäuft Krebserkrankungen bei Menschen gefunden haben, welche in der

Nähe von Hochspannungsleitungen oder von Elektroleitungen der Eisenbahnlinien wohnen. Gerichte haben in ihren Entscheidungen solche Zusammenhänge ebenfalls seit Langem anerkannt.[8]

Radiowecker, Fernseher im Schlafzimmer und andere niederfrequente Stromquellen erhöhen den Elektrosmog, der uns ohnehin beinahe unausweichlich umgibt. Die hochfrequenten Strahlungen, die von Mikrowellengeräten ausgehen, wirken extrem störend auf unseren Organismus. Schon 1980 stellte das Deutsche Bundesamt für Strahlenschutz fest, dass durch Mikrowellen die Enzyme und enzymatischen Prozesse verändert, die Hormone der Schilddrüse und der Nebennierenrinde negativ beeinflusst und die Zusammensetzung, Funktion und Konzentration von Blutbestandteilen verändert werden.

Jede einzelne diese Belastungen wäre vielleicht noch hinnehmbar. Aber die explosionsartige Vermehrung von schädlichen Strahlungen durch Mobilfunk, Handys, Radar, Radio, Fernsehen, Satelliten- und Richtfunk sowie Haustelefonanlagen hat in den letzten zwei Jahrzehnten in ihrem Zusammenwirken zu einer massiven Gesundheitsbelastung geführt. Die grundlegenden natürlichen Lebensgesetze der Menschen werden verletzt, und was am schlimmsten ist: Die zahllosen kranken, depressiven, erschöpften und verzweifelten Menschen können sich nur schwer dagegen wehren. Doch wenn man sich heilen will, führt kein Weg daran vorbei, die Verantwortung für die eigene Gesundheit zu übernehmen und etwas zu tun.

Hinzu kommen falsche Ernährungsgewohnheiten mit zu viel Zucker, Weißmehl, Fleisch und tierischen Fetten und zu viel Alkohol. Dagegen ernährten sich die Menschen früher weitaus gesünder. Zucker und Weißmehl galten als Luxusgüter.

Heute ernähren sich viele Menschen überwiegend von Fast Food, besonders Jugendliche. Fettleibigkeit von Kindern entwickelt sich inzwischen zu einem Gesundheitsproblem ersten Ranges. Ähnlich steht es um die Fettleibigkeit der Erwachsenen. In New York sind bereits mehr als die Hälfte der Erwachsenen fettleibig. Bei uns bringen inzwischen 66 Prozent aller

8 Becker 1991.

Männer und rund 51 Prozent aller Frauen Übergewicht auf die Waage.[9] Dadurch erhöht sich das Risiko von Herzerkrankungen, Diabetes, Krebs und Schlaganfall. Krankheiten wie Asthma, Arthritis, das Aufmerksamkeitsdefizit-Hyperaktivitätssyndrom (ADHS), Lernstörungen, emotionale Probleme und weitere gesundheitliche Beeinträchtigungen durch Fehlregulationen im gesamten Drüsensystem treten verstärkt auf.

Schwermetallbelastungen im Körper

Schwermetalle wirken nicht nur auf den Körper, sondern verändern die gesamte Persönlichkeit des Menschen. Sie beeinflussen unser Fühlen, Denken und Verhalten. Sie verändern die Leitfähigkeit der Nervenzellen und des Gewebes. Damit verändert sich der ganze Mensch. Er wird depressiv, aggressiv, überdreht, hysterisch, egozentriert, autistisch auf sich selbst bezogen. Quecksilber und andere Schwermetalle sind an der bedrohlich anwachsenden Zahl von Verhaltensauffälligkeiten bei Kindern beteiligt. Hyperaktivität, Autismus, Depression, Schlafstörungen und Aggressivität gab es zwar auch vor der Giftbelastung in der modernen Gesellschaft, aber längst nicht in einem solch bedrohlichen Ausmaß wie in der jüngsten Zeit.

Eine Schweizer Studiengruppe fand bereits Mitte des 20. Jahrhunderts heraus, dass Menschen, die in unmittelbarer Nähe von verkehrsreichen Durchgangsstraßen wohnen, nicht nur eine rund siebenfach höhere Krebssterblichkeit aufwiesen als Bewohner verkehrsferner Gebiete. Man fand auch ein verstärktes Vorkommen nervöser Störungen wie Kopfschmerzen, Müdigkeit, Magen-Darm-Beschwerden, Depressionen und Medikamentenmissbrauch. Die Forscher um Dr. Walter Blumer gehen davon aus, dass diese auffallenden Ergebnisse mit den hohen Autoabgaswerten in der Nähe der Hauptstraßen zusammenhängen.[10]

9 So das Ergebnis der ersten gesamtdeutschen Ernährungsstudie, herausgegeben von der Bundesforschungsanstalt für Ernährung (*Westfälische Nachrichten* vom 31.1.2008).

10 Karstädt 2007, S. 15.

Die vielfältige Zufuhr an Schadstoffen insgesamt stört das empfindliche hormonelle Gleichgewicht in unserem Organismus. Sie begünstigt einen übermäßigen Verbrauch des körpereigenen Serotoninvorrats und führt zu Serotoninmangelerscheinungen.

Das Serotoninmangelsyndrom: erst spät erkanntes Krankheitsbild

In den 1980er-Jahren begann in den USA die Serotoninforschung. Sie führte zu einem völlig neuen Blickwinkel auf ein ganzes Bündel unterschiedlicher Krankheiten, zwischen denen bis dahin ein Zusammenhang nicht ohne Weiteres erkennbar war. Der Verdacht entstand, dass verschiedene Gesundheitsstörungen letztlich nur Symptome ein und derselben Grunderkrankung sind: des Serotoninmangels. Diesem Verdacht ging eine deutschschweizerische Forschergruppe an der Universitätsklinik Basel nach und fand ihn voll bestätigt. Sie fasste alle Krankheiten zusammen, die auf einer Störung der Neurotransmitterfunktion beruhen. Diesem Krankheitspaket gaben die Forscher den Namen »Serotoninmangelsyndrom«.

Vielen Schadstoffen, denen wir heute in unserem Lebensumfeld ausgesetzt sind, können wir uns nicht mehr entziehen. Umso mehr Grund besteht, Veränderungen in unserem Leben dort durchzuführen, wo sie noch möglich sind. Der Mangel an Nervenbotenstoffen lässt sich auf natürliche Weise ausgleichen – noch immer.

Langzeitstress und hormonelle Erschöpfung

Befindet sich der Körper in einer Stresssituation, so wird das vegetative Nervensystem aktiviert. Es schüttet die Stresshormone Adrenalin, Noradrenalin und Dopamin aus. Außerdem wird Adrenocorticotropin (ACTH) freigesetzt, das die Ausschüttung von Cortisol aus der Nebennierenrinde anregt. Der Adrenalin- und Noradrenalinpegel im Blut steigt bei Stress schnell an. Der Körper erreicht so einen plötzlichen »Leistungskick«. Herzfrequenz und Blutdruck erhöhen sich unter dem Einfluss der Stresshormone. Die Atmungsfrequenz steigt. Sämtliche Muskeln werden angespannt. Bleibt der Zustand der Anspannung über längere Zeit bestehen, so besteht die Gefahr einer Schädigung der Verdauungsenzyme. Der gesamte Verdauungstrakt wird weniger durchblutet. Die Fortpflanzungsorgane sind in ihrer Funktion eingeschränkt, denn ihre Aufgaben sind bei Gefahr nicht gefragt. (Nachwuchs zeugen ist bei akuter Lebensgefahr wenig sinnvoll.) Unter Dauerstress erhöht sich das Risiko einer Funktionsbeeinträchtigung dieser betroffenen Organe. Das ganze Immunsystem wird geschwächt. Durch fortdauernden Stress bildet der Körper ständig zu viel Cortisol mit der Folge, dass die Nebennierenrinde erschöpft. So kommt es zu einem Absinken ihrer Vorläuferhormone Progesteron und DHEA, denen wir in diesem Buch noch öfter begegnen werden.

Das für die Blutbildung und das Nervensystem lebensnotwendige Vitamin B12 beispielsweise kann unter Stressbedingungen nur noch mangelhaft aufgenommen werden. Außerdem erhöht sich die Gefahr einer Fehlbesiedlung von Keimen im Darm (Dysbiose).[11]

Die Nebennieren finden allgemein wenig Beachtung, obwohl sie lebenswichtige Aufgaben erfüllen. Sie kontrollieren den Stoffwechsel, regulieren Blutdruck und Blutzucker, bauen Fett ab und wirken entzündungshemmend. Auch für die Spermienbildung, sexuelles Verlangen und die Potenz sind sie mit zuständig.

Sind die Nebennieren längere Zeit überbeansprucht, so folgen oft Zeichen der Erschöpfung: Menschen mit zu niedriger Cortisolproduktion leiden oft unter Schwindel, Ohrensausen, Kopfschmerzen, Herzbeschwerden und nachlassender Leistungsfähigkeit. Über lange Zeit andauernder Stress bedeutet auch ein höheres Demenzrisiko. Umgekehrt gilt: Wer sein Leben und das Alter positiv sieht, hat weniger Wahrscheinlichkeit, an Demenz zu erkranken.[12]

11 Niestroj 2000.

12 Lt. Ergebnis einer Studie der Psychologin Becca Levy, zitiert nach Bahnsen/Schweitzer 2018.

WICHTIG

- Stress liegt vor, wenn sich jemand den Anforderungen auf körperlicher, geistiger oder psychischer Ebene nicht gewachsen fühlt.
- Stress ist nur dann schädlich für die Gesundheit, wenn er als negativ empfunden wird.
- Stress vermeiden ist der beste Schutz vor Krankheit und vorzeitigem Altersverschleiß.

SELBSTTEST: LEIDEN SIE UNTER STRESS?

Möchten Sie genauer wissen, ob Stress Sie hormonell belastet, so kreuzen Sie einfach alle Fragen in dem folgenden kleinen Test an, die Sie spontan mit Ja beantworten würden! Das Ergebnis können Sie anschließend selbst leicht feststellen.

- ☐ Leiden Sie unter typisch stressbedingten Krankheitssymptomen, wie sie in diesem Kapitel beschrieben werden?
- ☐ Fühlen Sie sich häufig gehetzt und überarbeitet?
- ☐ Fühlen Sie sich auch nach dem Wochenende oder nach längeren Arbeitspausen nicht richtig erholt?
- ☐ Fällt es Ihnen schwer, sich zu entspannen? Schlafen Sie schlecht?
- ☐ Haben Sie oft das Gefühl, dass Ihre Muskeln, vor allem im Nacken und im Rücken, verspannt sind?
- ☐ Regen Sie sich schnell auf, auch über Belanglosigkeiten?
- ☐ Wird Ihnen öfters alles zu viel?
- ☐ Fällt es Ihnen zunehmend schwerer, zur Ruhe zu kommen, abzuschalten oder zu meditieren?
- ☐ Fühlen Sie sich manchmal gereizt, schwach oder zitterig?
- ☐ Sind Sie empfindlich gegen helles Licht oder Lärm?
- ☐ Rauchen Sie?

- ☐ Brauchen Sie Alkohol, Tabak, Kaffee, Süßigkeiten oder andere Nahrungsmittel oder Drogen, um sich zu entspannen?

AUSWERTUNG

Wenn Sie nur eine bis drei der Fragen angekreuzt haben, steht es gut um ihre Stressfestigkeit. Allem Anschein nach kommen Sie mit Stresssituationen in Ihrem Leben gut zurecht. Stress ist offenbar kein Problem, das Ihnen derzeit gesundheitliche Schwierigkeiten bringt. Glückwunsch!

Haben Sie die meisten oder alle Fragen angekreuzt, so lohnt es sich für Sie, darüber nachzudenken, wie Sie mit Stress besser fertig werden können. Gibt es bestimmte Situationen in Ihrem Leben, in denen Sie immer wieder das Gefühl erleben, gestresst zu sein? Ist der Stress, unter dem Sie leiden, eher beruflich bedingt? Oder hängt er mit Ihren Beziehungen zusammen? Lässt sich an Ihrer Lebenssituation etwas verändern, damit Sie weniger unter Stress leiden? Möglicherweise helfen Ihnen schon ein paar Veränderungen in Ihrer Lebensführung, um widerstandsfähiger gegen Stress zu werden. In diesem Buch finden Sie reichlich Anregungen dazu.

TIPPS ZUR STRESSVERMEIDUNG – DER BESTE SCHUTZ VOR KRANKHEIT UND VORZEITIGEM ALTERN

Die folgenden Tipps helfen Ihnen, hormonelle Mangelzustände mit allen nachteiligen Folgen für Ihre Gesundheit schon im Vorfeld zu verhindern.

- Schauen Sie genau hin: Was in meinem Leben bereitet mir am meisten Stress?
- Was kann ich an dieser Situation ändern?
- Planen Sie Ihren Tagesablauf möglichst konkret. Sorgen Sie für geregelte Mahlzeiten zu bestimmten Zeiten.
- Wenn möglich: Gestalten Sie Ihre Mahlzeiten selbst. Wählen Sie Lebensmittel dafür aus, die reich an Vitalstoffen sind. Essen Sie viel Frischkost, Gemüse, Hülsenfrüchte und Früchte. Meiden Sie Zucker, Weißmehl und zu viel Alkohol.
- Meiden Sie möglichst Zeitdruck und Terminhetzerei.
- Sorgen Sie für ausreichend gesunden Schlaf.
- Nehmen Sie zwei bis drei Stunden vor dem Zubettgehen keine Mahlzeiten mehr ein.
- Trinken Sie vor allem Wasser.
- Nehmen Sie sich genügend Zeit zum Regenerieren. Sorgen Sie für Freude und Entspannung in Ihrem Leben.

Teil II

Therapie mit künstlichen oder natürlichen Hormonen?

3

Hormone: Botenstoffe, die Lebenskraft transportieren

In diesem Kapitel erfahren Sie mehr über Hormone. Ihre Aufgaben sind lange Zeit selbst von Experten unterschätzt worden. In der Forschung haben sie entsprechend zu wenig Beachtung gefunden. Inzwischen zeichnet sich ab, dass in einer Beeinflussung des Hormonsystems auf natürlichem Wege hervorragende Chancen zur Krankheitsheilung und zur Verzögerung von Alterungsprozessen liegen.

Hormone erfüllen lebenswichtige Aufgaben

Hormone sind Botenstoffe, die unser Körper braucht, um lebenswichtige Aufgaben zu erfüllen. Erzeugt werden sie in den Drüsenzellen unterschiedlicher Organe. Sie gelangen über die Blutbahn zu ihren eigentlichen »Einsatzorten« und regeln das Zusammenspiel unserer Körperfunktionen. Die dabei übermittelten Informationen lösen jeweils weitere Stoffwechselvorgänge aus. Die Übermittlung geschieht an speziellen Andockstellen, den Rezeptoren, an denen ein bestimmtes Hormon benötigt wird. Wie ein Schlüssel passt dort nur dieses Hormon in das Schloss, kein anderes. Deshalb ist so wichtig: Wenn dem Körper Hormone von außen zugeführt werden, müssen es natürliche Hormone sein, denn nur sie passen genau. Künstlich hergestellte sind wie schlechte Nachschlüssel, die nur schwer oder überhaupt nicht passen und deshalb ihre Aufgabe nicht problemlos erfüllen können.

Die Hormone haben eine Fülle lebenswichtiger Aufgaben: Sie regulieren den Blutdruck, die Herzfrequenz, den Blutzuckerspiegel, die Körpertemperatur, den Wasserhaushalt, unsere Stimmung und die Gefühle, natürlich auch die Lust auf Sex, die Fruchtbarkeit und Schwangerschaft. Sie entscheiden darüber, ob wir uns gesund fühlen oder nicht.

Eine große Rolle spielen die Geschlechtshormone im Körpergeschehen. Doch darüber hinaus gibt es weitere Hormone mit lebenswichtigen Funktionen: Ohne Insulin kann der Körper zum Beispiel keine Nahrung verwerten. Oder die Schilddrüse wäre zu nennen: Ihre Hauptaufgabe besteht darin, eine Vielzahl anderer Hormone zu steuern und zu dirigieren. Dann gibt es da noch das Wachstumshormon, das bei Erwachsenen für Gesundheit allgemein und für die Fähigkeit zur Regeneration zuständig ist, die Stresshormone Adrenalin und Noradrenalin, das Schlafhormon Melatonin, das Wohlfühlhormon Serotonin und etliche andere. Den meisten von ihnen werden wir in diesem Buch dort wieder begegnen, wo es um ihre speziellen Fähigkeiten geht und um den Ausgleich von Mangelerscheinungen, wenn sie ihre Aufgaben nicht voll erfüllen.

Frauen und Männer haben die gleichen Hormone

Interessant, aber durchaus nicht so bekannt ist folgende Tatsache: So unterschiedlich Frauen und Männer in ihrem Körperbau und in ihrem Wesen erscheinen, beide haben die gleichen Hormone, eben nur in unterschiedlichen Mengen. Ein Mann in den besten Jahren hat rein statistisch nur etwa ein Drittel mehr Testosteron als eine Frau im entsprechenden Alter. Wechseljahre gibt es bei beiden Geschlechtern. Bei Frauen kennt man sie seit Langem. Bei Männern sind Forschung und Therapie dazu noch ziemlich neu. Dass es gute Methoden zur natürlichen Behandlung von Hormonmangelzuständen gibt, beginnt sich erst allmählich herumzusprechen. Ebenso stehen die Möglichkeiten der Selbstbehandlung mit natürlichen Hormonen, Naturheilmitteln und Nahrungsergänzungsmitteln, um die körpereigene Hormonproduktion anzuregen, noch ziemlich am Anfang.

Die Hormondrüsen: ihre Aufgaben

Hier finden Sie einen Überblick über das Drüsensystem, über seine Aufgaben und darüber, wie es diese Aufgaben erfüllt. So werden Sie besser verstehen, wie Ausfälle oder Schwachstellen an einer Hormondrüse sich häufig auch in ganz anderen Bereichen des Hormonsystems zeigen. Umgekehrt gilt: Gelingt es, eine Schwachstelle im körpereigenen Drüsensystem zu stärken, so wirkt sich das meist an ganz anderen Stellen ebenso günstig aus.

Hypothalamus und Hypophyse sind die Schaltzentralen im Gehirn, durch die Steuerhormone ganz bestimmte Regelkreise steuern. Der Hypothalamus reguliert über eine Reihe unterschiedlicher Botenstoffe das vegetative Nervensystem, das von unserem Willen unabhängig arbeitet. Es regelt die Verdauung, den Blutdruck, die Herzfrequenz, das Atmen, die Körpertemperatur, den Wasserhaushalt und die Nahrungsaufnahme. Der Hypothalamus regelt auch das Herstellen und Ausschütten von Hormonen in der Hypophyse, der Hirnanhangdrüse. Sie wiederum steuert alle inneren Drüsen, beispielsweise die Schilddrüse, die Nebennieren, die Eierstöcke und die Hoden.

Die Schilddrüse bildet das Hormon T4 (Thyroxin) und daraus umgewandelt das aktive Hormon T3 (Thyreonin).

Die Nebenschilddrüsen schütten Hormone aus, die vor allem für den Knochenstoffwechsel wichtig sind, aber auch noch andere Aufgaben haben.

Die Nebennieren sind kleine Drüsen, die auf den Nieren sitzen. Sie stellen die Stresshormone Adrenalin, Cortison/Cortisol und DHEA her. Zugleich decken sie einen geringen Teil des Bedarfs an Progesteron.

Eierstöcke und Hoden produzieren die Geschlechtshormone, Östrogene, Testosteron und den wesentlichen Anteil von Progesteron.

Näheres über die Aufgaben der einzelnen Hormone erfahren Sie in den folgenden Abschnitten, in denen Hormonmangelzustände und Möglichkeiten ihrer Heilung beschrieben werden.

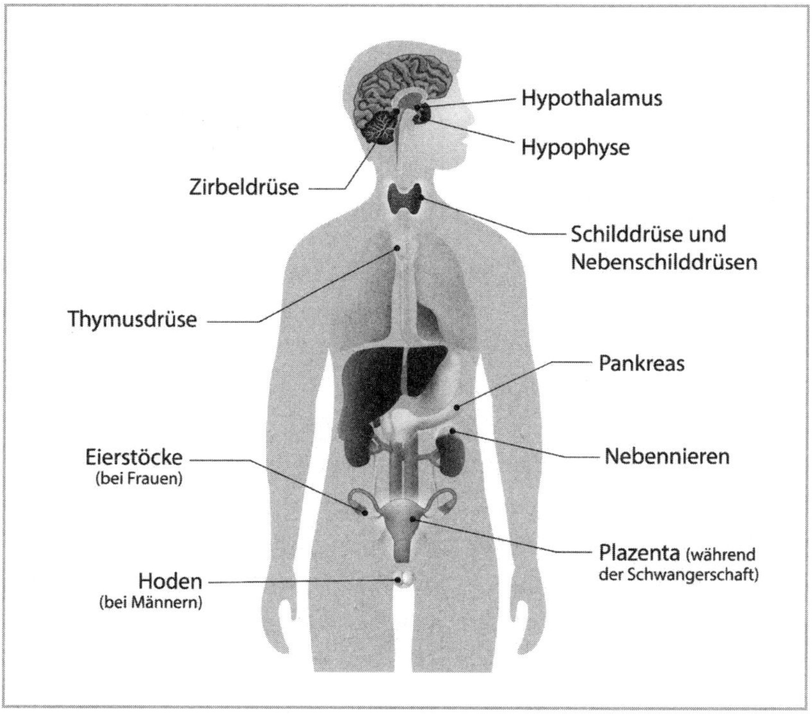

Hormonbildende Organe bei Frauen und Männern

Heilen mit bioidentischen Hormonen

Noch immer werden Krankheiten, die auf einen Hormonmangel oder ein Hormonungleichgewicht zurückzuführen sind, in ihren Ursachen nicht richtig erkannt und deshalb nicht richtig behandelt. Ärzte, die sich in der natürlichen Hormonbehandlung auskennen, sind überzeugt, dass solche

Erkrankungen durch eine Behandlung mit bioidentischen Hormonen ohne jegliche Nebenwirkungen geheilt oder zumindest gebessert werden können.[13] Unter bioidentischen Hormonen versteht man Hormone, die den körpereigenen exakt entsprechen. Unter den Krankheiten, die von den Anhängern der natürlichen Hormontherapie für heilbar erklärt werden, finden sich auch solche, die auf den ersten Blick nicht unbedingt erkennbar etwas mit Hormonproblemen zu tun haben, wie beispielsweise Depressionen, Schlafstörungen, Übergewicht, häufige Blaseninfektionen, Gallenblasenleiden, Migräne, Fibromyalgie und schwer klärbare Schmerzzustände.

WICHTIG

- Hormone haben eine Fülle lebenswichtiger Aufgaben. Sie entscheiden über wichtige Körperfunktionen, über unsere Stimmungen und Gefühle, selbst darüber, ob wir uns gesund fühlen oder krank.
- Frauen und Männer haben die gleichen Hormone, nur in unterschiedlichen Mengen.
- Selbst Krankheiten, die auf den ersten Blick nicht unbedingt etwas mit Hormonen zu tun haben, sind nach Überzeugung der mit natürlichen Hormonen arbeitenden Ärztinnen und Ärzte häufig heilbar. Zumindest kann eine Besserung dieser Erkrankungen erreicht werden.

13 Scheuernstuhl/Hild 2017, S. 21.

4

Was in der herkömmlichen Hormontherapie schiefgelaufen ist

Da ist etwas schiefgelaufen in der herkömmlichen Hormontherapie. Viele Jahrzehnte lang behandelten die Ärztinnen und Ärzte Frauen mit künstlichem Östrogen, weil sie der festen Überzeugung waren, bei ihren Patientinnen liege ein Östrogenmangel vor. Mehrere Studien wiesen überzeugend nach, dass dieser Mangel in Wahrheit überhaupt kein Mangel war, sondern das Gegenteil: eine Östrogendominanz. Von einer solchen spricht man dann, wenn das vorhandene Östrogen im Körper nicht durch Progesteron ausbalanciert werden kann.

Ein unausgewogenes Zuviel an Östrogen führt bei Frauen und Männern zu einer Beschleunigung des Alterungsprozesses und zu einer Vielzahl von Erkrankungen, wie beispielsweise Allergien (Asthma, Ekzeme, Schnupfen), Autoimmunstörungen (Hashimoto), Gallenblasenerkrankungen, Schilddrüsenfunktionsstörungen, Depressionen, Panikattacken, Migräne und Osteoporose. Bei Frauen können Regelstörungen hinzukommen, bei Männern Potenzstörungen und Prostataprobleme. Diese Aufzählung möglicher Symptome ist längst nicht vollständig.

Hier setzt die heftige Kritik der Pioniere einer natürlichen Hormontherapie an. Der kalifornische Arzt Dr. Michael Platt stellt seinen Kolleginnen und Kollegen in seinem Buch *Die Hormonrevolution* ein vernichtendes Zeugnis aus. Er kritisiert: Seit einem halben Jahrhundert wisse man, dass Östrogene bei Frauen mehr als sechs verschiedene Krebsformen auslösen können: Krebs an den Eierstöcken, an Gebärmutterhals, Gebärmutterschleimhaut, Vagina, in Brust und Dickdarm. Im Jahr 2003 sei künstliches Östrogen zwar endlich auf die Liste der krebserregenden Substanzen gesetzt worden, doch bei den Ärztinnen und Ärzten und ihren Patientinnen sei diese Tatsache noch nicht angekommen, weil niemand darüber spreche.[14]

Ein anderer vehementer Verfechter einer natürlichen Hormontherapie, der US-Arzt Dr. John R. Lee, beklagt, in der heutigen Medizin sei es leider immer noch üblich, dass man Frauen ohne intakte Gebärmutter Östrogen allein verschreibe und dass man eine vor dem Klimakterium bestehende Östrogendominanz einfach ignoriere.[15]

Die dritte Pionierin, Dr. Annelie Scheuernstuhl, Frauenärztin und Psychologin in Starnberg, warnt davor, eine unkritische Östrogengabe könne das vorhandene Hormonungleichgewicht noch weiter verschieben: »Die Symptome werden stärker statt schwächer, und es kommen neue Beschwerden hinzu.«[16] Überhaupt werde an Frauen nie so viel operiert wie in den Lebensjahren zwischen Anfang dreißig und Mitte bis Ende vierzig, nie so häufig die Krebsangst geschürt, am Gebärmutterhals konisiert[17] und was sich die männlich dominierte gynäkologische Schulmedizin noch so alles ausgedacht habe, anstatt ganz einfach nachzuschauen, welche Hormone denn tatsächlich fehlen, und entsprechend das (meist) fehlende Progesteron in der bioidentischen Form zu ersetzen. Eine Östrogendominanz bei Männern, hervorgerufen durch Stress und nachlassende Hormonproduktion, werde kaum zur Kenntnis genommen und schon gar nicht therapiert. Scheuernstuhl kommt zu dem Ergebnis: »Das, was bei Frauen zu viel unter-

14 Platt 2013, S. 37.

15 Lee 2016, S. 64.

16 Scheuernstuhl/Hild 2017, S. 60.

17 Konisieren ist das kegelförmige Ausschneiden der Mündung des Gebärmutterhalses mittels Laser, Skalpell oder einer elektrischen Schlinge. Der Eingriff erfolgt ambulant oder im Ausnahmefall stationär.

sucht und behandelt wird, geschieht beim ›starken Geschlecht‹ deutlich zu wenig!«[18] Männer gehen allerdings auch seltener zum Arzt. Sie verstecken ihre Symptome häufiger (auch vor sich selbst), und »Männerärzte« in der Art wie Frauenärzte oder Frauenärztinnen gibt es bisher kaum.

Therapie mit künstlichen Hormonen: ihre Risiken

Die Schulmedizin kennt bisher nur die Therapie mit künstlichen Hormonen, wenn es um die Behandlung von hormonellen Störungen geht. Doch die Liste der möglichen unerwünschten Nebenwirkungen liest sich wie eine Horrorstory. Wen wundert es, wenn die Patientinnen und Patienten dann doch lieber mit ihrem Leiden leben, obwohl sie sich in ihrer Lebensqualität eingeschränkt fühlen. Manche entscheiden sich auch bewusst, das erhöhte Gesundheitsrisiko mit der Gefahr von Krebs, Thrombosen oder Lungenembolien in Kauf zu nehmen.

Noch im Jahr 2001 berichtete der *Spiegel* unter dem Titel »Die große Hormon-Blamage«, dass fünf Millionen Frauen in Deutschland Hormone zum Schutz vor Altersleiden aller Art nehmen.[19] Um diese Zeit gab es kaum eine Zeitschrift, die nicht das Wissenschaftsthema aufgegriffen hätte, das damals einschlug wie eine Bombe. In den USA und in Großbritannien hatten Forscher jeweils eine Studie vorzeitig abbrechen müssen, an der Tausende von Frauen beteiligt waren. Der Grund: Zwischenergebnisse hatten gezeigt, dass die Einnahme von synthetischen, körperfremden Hormonen entgegen der ursprünglichen Annahme zu vermehrtem Auftreten von Brustkrebs, Thrombosen, Herzinfarkten und Schlaganfällen führte.[20] Wegen dieses eindeutig erhöhten Gesundheitsrisikos war es nicht vertretbar, diese beiden Studien noch länger fortzusetzen. Ob sich seither Grundlegen-

18 Scheuernstuhl/Hild 2017, S. 61.

19 Nimtz-Köster 2001.

20 In den USA: Womens, Health Study; One Million Women Study in Großbritannien; s. dazu Heiss et al. 2008 und Beral et al. 2005.

des geändert hat? Die Pille mit künstlichen Hormonen ist noch immer auf dem Markt – wenn auch in geringerer Dosierung.

Dabei ist die Lösung gar nicht so schwer. Man muss nur akzeptieren, dass sich Östrogen und Progesteron gegenseitig brauchen, um ihre Wirkung zu entfalten. Ist dieses Gleichgewicht hergestellt, so fühlen sich die Frauen wohl und leistungsfähig. Nichts anderes haben die Pioniere der natürlichen Hormontherapie herausgefunden und immer wieder mit Erfolg praktiziert.

Unfreiwillige »Hormontherapie« durch Umwelteinflüsse

Besonders unangenehm für die Gesundheit der Menschen wirkt sich aus, dass inzwischen nicht nur künstliche Hormone in unserem Körper wirken, die uns Ärzte verordnet haben. Wir nehmen künstliche Östrogene inzwischen längst schon über die Umwelt auf, durch die Nahrung und durch das Trinkwasser. Diese Fremdöstrogene findet man in Kunststoffen, die aus Erdöl hergestellt sind, in Plastikgeschirr wie in Teppichböden, Möbeln oder Verpackungen von Lebensmitteln, Kosmetik und Haarshampoo. Besonders tückisch ist das Erhitzen von Plastik zum Beispiel bei Fertiggerichten, die in der Verpackung gewärmt werden. Durch Direktkontakt und durch die Atemluft gelangen die Schadstoffe in den menschlichen Körper. Über die Nahrung erreichen sie uns vor allem durch Fleisch, denn bei der Tierhaltung werden reichlich künstliche Hormone zur Mastbeschleunigung und Antibiotika eingesetzt, die sich vor allem im Fettgewebe der Tiere einlagern. Deshalb ist Vorsicht beim Verzehr von fettem Fleisch oder fettem Fisch geboten, wenn er aus einer Zucht stammt. Bei Bioprodukten ist diese Schadstoffbelastung weit geringer.

Inzwischen erreichen uns künstliche Östrogene selbst über das Trinkwasser. Seit vielen Jahren geben zahllose Frauen in den westlichen Ländern, die regelmäßig die Pille oder künstliche Hormonpräparate gegen Beschwerden der Wechseljahre einnehmen, ihren Urin in die Abwässer. Da die Wasseraufbereitung der Kommunen solche Stoffe nicht herausfiltert, gelangen sie ungehindert ins Trinkwasser und als Dünger auf die Äcker und Weiden und damit zurück in die Nahrungskette.

Aus der Forschung wird berichtet, dass die Spermienproduktion bei Männern geringer geworden ist und in ihrer Qualität nachlässt. Die Biologen beobachten ein »Verweiblichen« bei etlichen Tierarten, das offenbar mit der »Östrogenpräsenz« in der Natur zusammenhängt.

WICHTIG

- Östrogendominanz schadet der Gesundheit.
- Östrogen und Progesteron brauchen sich gegenseitig, um ihre Wirkung zu entfalten.
- Ergibt der Hormonstatus eine Dominanz von Östrogen, so kann Progesteron zugeführt werden.
- Zugeführt werden sollten nur natürliche bzw. naturidentische Hormone.

5

Wenn die körpereigene Hormonproduktion nachlässt

Wechseljahre der Frau

Rund die Hälfte aller Frauen leidet unter starken Wechseljahrsbeschwerden. Zu den typischen Symptomen zählen unregelmäßige Monatsblutungen, die oft verstärkt auftreten. Dazu kommen Hitzewallungen, Kopfschmerzen, depressive Verstimmungen, erhöhte Reizbarkeit, Schwindel, Schweißausbrüche, Herzrasen, Schlafstörungen, Müdigkeit, Übergewicht, Muskel- und Gelenkprobleme, Probleme mit der Blase, der Schilddrüse, der Gallenblase und Trockenheit der Scheide.

Ein Viertel aller Frauen kommt dagegen völlig problemlos durch die Wechseljahre. Sie bemerken das Nachlassen ihrer körpereigenen Hormonproduktion kaum. Jedenfalls leiden sie nicht darunter.

Das übrige Viertel der Frauen leidet vorübergehend unter eher als gering empfundenen Beschwerden während der Wechseljahre.

Der Körper produziert mit dem Beginn der Wechseljahre weniger Östrogen. Die fruchtbare Zeit geht zu Ende. Der Progesteronspiegel sinkt schon ab Mitte dreißig stark ab. Da sich beide Hormone aber gegenseitig brauchen, kommt es zu einem Ungleichgewicht, das die beschriebenen Störungen bewirkt.

Da Progesteron der Mit- und Gegenspieler von Östrogen ist, hat sein Fehlen besonders viele Nachteile. In der modernen biologischen Hormontherapie gleicht man sie durch Anwenden von natürlichem Progesteron aus. Weil Östrogen dem Körper noch immer in hinreichender Menge zur Verfügung steht, verzichten die Pionierärzte der natürlichen Hormontherapie weitgehend darauf, dieses Hormon zusätzlich zuzuführen. »Wie die jahrelange Erfahrung mit der biologischen Hormontherapie zeigt, benötigen die meisten Frauen bei Anwendung von natürlichem Progesteron kein zusätzliches Östrogenpräparat« – so beispielsweise Dr. Scheuernstuhl.[21]

Die Ernährung spielt offensichtlich eine entscheidende Rolle beim Entstehen von Wechseljahrsbeschwerden, auch wenn sie ganz sicher nicht die einzige Ursache ist. Ein Blick in die lateinamerikanischen und die asiatischen Kulturen zeigt: Dort wird ganz anders gegessen als bei uns in Mitteleuropa. Viel weniger Fleisch kommt auf den Teller, dafür mehr Reis, Fisch, grünes Blattgemüse, fermentiertes Soja. Auch Yamswurzeln stehen auf dem Speiseplan. Sie enthalten reichlich Diosgenin, eine Vorstufe des natürlichen Progesteronhormons.

Wechseljahre des Mannes

Dass es auch bei Männern Wechseljahre gibt, ist noch nicht lange bekannt.

Doch mit dem Altwerden sinkt auch beim männlichen Geschlecht langsam der Hormonspiegel. Depressive Verstimmungen treten auf, die Leistungsfähigkeit lässt nach, Selbstzweifel und das Gefühl von Sinnlosigkeit breiten sich aus. Hinzu kommen Schlafstörungen, Vergesslichkeit, Müdigkeit, Gereiztheit, Erektionsstörungen, Gewichtszunahme, und die Muskulatur wird schlaffer.

21 Scheuernstuhl 2017, S. 86.

Typische Potenzmittel (wie Viagra) lösen das Problem nicht, sondern sie bekämpfen nur Symptome.

Bei älter werdenden Männern bildet sich oft ein Brustansatz. Das gilt als deutliches Zeichen für ein Nachlassen der Testosteron- und der Progesteronproduktion. Fettzellen haben die Eigenschaft, Testosteron in Östrogene umzuwandeln. So entsteht nicht nur ein Bauch- und Brustansatz, auch die Prostata vergrößert sich. Gutartige Vergrößerungen der Prostata sind bei Männern über fünfzig ein sehr häufiges Problem. Sie sind nicht allein auf das Absinken des Testosteronspiegels zurückzuführen, sondern auch Progesteron und das aus Östrogen entstehende Östradiol spielen im Stoffwechsel der Prostata eine wesentliche Rolle.

Progesteron und Testosteron sind die wichtigsten Hormone für den Mann. Testosteron hat Bedeutung für die gesamte Muskulatur, sogar, was wenig bekannt ist, für den Herzmuskel. Ebenso wie Progesteron kann auch Testosteron Osteoporose verhindern und sie zurückbilden. Von Testosteron hängt nicht nur die Libido, sondern ganz allgemein die Fähigkeit ab, Lebensfreude zu empfinden.

Die Behandlung mit natürlichen Hormonen erfolgt im Allgemeinen durch Anwenden von naturidentischem Progesteron. Außerdem setzt man in der Praxis DHEA ein, als Vorstufenhormon mit vielen verschiedenen Funktionen. Unter anderem kann der Körper es in Testosteron umwandeln. Deshalb wird in der Hormontherapie als ausreichend und meist sinnvoller empfohlen, DHEA statt Testosteron zur Hormonunterstützung einzusetzen.[22]

Für die Selbstanwendung gilt diese Empfehlung erst recht, denn Progesteron und DHEA sind als Nahrungsergänzungsmittel rezeptfrei erhältlich, während Testosteron in Deutschland rezeptpflichtig ist – anders als beispielsweise in den USA, wo Testosteron frei gekauft werden kann.

22 Scheuernstuhl 2017, S. 91.

Ursachen für Hormonmangel

Ein hormonelles Ungleichgewicht bei Frauen und bei Männern entsteht längst nicht nur durch das Nachlassen der körpereigenen Hormonproduktion während der Wechseljahre. Viele Ursachen können daran beteiligt sein: ein hohes Lebensalter, ungünstige Ernährung, Stress, Fremdöstrogene aus der Umwelt, Giftstoffe, Erschöpfung und künstliche Hormone, beispielsweise durch Einnahme der Pille.

Die Pioniere der natürlichen Hormontherapie sind übereinstimmend der Überzeugung, dass sich die so entstandenen Mangelerscheinungen durch Zufuhr von natürlichem Progesteron auf einfache Weise erfolgreich behandeln lassen.[23]

TIPPS FÜR (SELBST)THERAPEUTISCHE ANWENDUNGEN BEI HORMONMANGELZUSTÄNDEN

- Zu empfehlen ist, einen Speicheltest machen zu lassen. Ihn kann der Hausarzt veranlassen. Man kann ihn aber auch selbst in Auftrag geben, muss dann allerdings auch die Kosten selbst zahlen.
- Behandelt werden soll nur mit natürlichen bzw. naturidentischen Mitteln.
- Die Behandlung geschieht so lange wie nötig. Sie kann mitunter auch dauerhaft erfolgen.

Typische Hormonmangel-Erkrankungen

Zum Abschluss dieses Abschnitts erhalten Sie einen Überblick, welche Krankheiten auf ein Hormonungleichgewicht oder einen Hormonmangel

23 Vgl. z. B. Lee 2016, S. 72.

zurückgehen können. Das Überraschende: Bei vielen dieser Krankheiten würde man hormonelle Gründe kaum jemals als Ursache vermuten. Dabei ist der Gedanke, fehlende Hormone auf natürliche Weise zu ersetzen, einleuchtend. Vielleicht ist er zu einfach für eine medizinische Welt aus hoch komplizierten Apparaten und künstlichen Erzeugnissen der Pharmakonzerne.

> *»Hormonsubstitution sollte […] immer Simulation der Natur sein. Das heißt, dass das Fehlende mit exakt dem Stoff ersetzt wird, der eben fehlt und im Zusammenspiel aller beteiligten Stoffe so das Gleichgewicht wiederherstellt.«*
>
> Dr. Annelie Scheuernstuhl, Ärztin und Psychologin[24]

Fibromyalgie und andere unbestimmte Schmerzzustände, Blasenfunktionsstörungen, häufige Blaseninfekte, Gallenblasenstörungen, Migräne, Schlafprobleme, Übergewicht, Schwindelzustände, depressive Verstimmungen – sie alle könnten mit bioidentischen Hormonen, die genau den körpereigenen Hormonen entsprechen, aller Wahrscheinlichkeit nach ohne Nebenwirkungen geheilt, zumindest aber deutlich gebessert werden. Dasselbe gilt für Schilddrüsenprobleme, die durch eine Über- oder Unterfunktion der Schilddrüse hervorgerufen wurden, Übergewicht, Schmerzen vor der Regel, Blutungsstörungen, depressive Verstimmung, Scheidentrockenheit, Stimmungsschwankungen, Prostatabeschwerden, Nachlassen der Potenz und Libido, Antriebslosigkeit, Blasenschwäche, Reizblase, Osteoporose, Gedächtnis- und Konzentrationsstörungen, Erschöpfungszustände, Burnout und Demenzerscheinungen und Kopfschmerzen.

Nach den Erfahrungen des US-Arztes Dr. Michael Platt lassen sich selbst das »Restless-Legs-Syndrom« (RLS) und Gedächtnis- und Konzentrationsstörungen (zum Beispiel ADHS) lindern. Er empfiehlt: Erwachsene sollten dreimal täglich eine Progesteroncreme anwenden und weniger Kohlenhydrate essen, um ihren Zucker- und Insulinspiegel zu senken.[25]

24 Scheuernstuhl 2017, S. 24.
25 Platt 2013, S. 128.

6

Ärzte und natürliche Hormone

Wie lässt es sich erklären, dass die Therapie mit natürlichen Hormonen nicht längst viel bekannter und weiter verbreitet ist?

Ärztinnen und Ärzte lernen in ihrer Ausbildung üblicherweise das, was ihnen die Schulmedizin anbietet. Dass die Pharmaindustrie Einfluss auf dieses Lernangebot hat, lässt sich nicht ausschließen. Immerhin finanziert sie einen wesentlichen Teil der Forschungsprojekte an den Universitäten. Dann liegt es aus ihrer Sicht nahe, vor allem solche Projekte zu unterstützen und zu veröffentlichen, die ihren Interessen dienen und Geld bringen. Pharmaunternehmen sind keine Wohlfahrtsvereine.

Forschungsprojekte, die sich lohnen

Auch die Fortbildungsveranstaltungen, an denen Ärztinnen und Ärzte während ihrer Berufsjahre teilnehmen, werden häufig von der Pharmaindustrie angeboten. Nachvollziehbar wäre, dass sie dann auch bestimmt, welche Themen behandelt werden, und die Themenauswahl anhand ihrer Produkte trifft.

Natürliche Produkte mit bioidentischen Hormonen herzustellen, ist für die Arzneimittelhersteller uninteressant. Sie können sich solche Naturprodukte nicht patentieren lassen. An einer Creme aus dem natürlichen Extrakt der Yamswurzel ließe sich nicht viel Geld verdienen.

Selbstbestimmung ist angesagt

Aus denselben Gründen legt die Schulmedizin verständlicherweise wenig Wert auf Vorbeugung gegen Krankheiten. Die Vermeidung von Krankheiten ist für sie am ehesten dort interessant, wo sie mit Impfungen und Vorsorgeuntersuchungen verbunden ist, bei Darmspiegelungen beispielsweise. Wo kein Profit zu erwarten ist, lohnt sich der Einsatz nicht. Man muss von seiner Arbeit leben können.

Patientinnen und Patienten bleibt der Weg, sich selbst um ihre Gesundheit zu kümmern. Dafür ist es notwendig, sich Wissen anzueignen und nach Ärzten zu suchen, die sich auf eine partnerschaftlich beratende und begleitende Rolle einlassen. Dazu will dieses Buch seinen Beitrag leisten.

Im Internet finden Sie außerdem Listen mit Ärzten, die mit natürlichen Hormonen behandeln. Sie könnten Ihnen helfen, in der Nähe Ihres Wohnortes die für Sie am besten geeignete Behandlung zu bekommen.

Pioniere der natürlichen Hormontherapie

Zu vermuten wäre, dass erste Impulse für eine solch neue und bedeutende Methode, wie sie die Behandlung mit natürlichen Hormonen darstellt, von der wissenschaftlichen Forschung ausgegangen sind. Fehlanzeige! Diese Behandlungsform hat sich allein aus der ärztlichen Praxis und beinahe zeitgleich in den verschiedensten Ländern entwickelt.

In Großbritannien war es die Ärztin Dr. med. Katharina Dalton, die um 1950 damit begann, ihre Patientinnen mit natürlichen Hormonen zu behandeln. Es gelang ihr sehr erfolgreich, Wochenbettdepressionen, Regelbeschwerden, Wechseljahrsprobleme, Eierstockzysten, Fruchtbarkeitsstörungen und ähnliche Leiden zu heilen. Sie veröffentlichte in den folgenden

Jahrzehnten eine Reihe erfolgreicher Bücher über ihre Erfahrungen mit dieser sanften Behandlungsmethode, die leider fast ausschließlich in englischer Sprache erschienen sind.

Dr. med. John R. Lee, praktizierender Allgemeinmediziner aus Kalifornien/USA, verfügte über mehr als 30 Jahre Forschungs- und Praxiserfahrung mit der Anwendung von natürlichen Hormonen, vor allem mit Progesteron. Er veröffentlichte zahlreiche Beiträge darüber in Fachzeitschriften, unternahm Vortragsreisen durch die USA, Großbritannien und auch Deutschland. Von seinen Büchern ist nur eins in deutscher Sprache erschienen: *Natürliches Progesteron. Ein bemerkenswertes Hormon.* Dieses Buch gilt als Klassiker der Therapie mit naturidentischen Hormonen.

Dr. med. Michael Platt arbeitet ein ganzes Arztleben lang als Facharzt für Innere Medizin in eigener Praxis in Rancho Mirage, ebenfalls in Kalifornien/USA. Er hat sich spezialisiert auf den Einsatz bioidentischer Hormone bei der Behandlung zahlreicher Erkrankungen, nicht nur typischer Frauenleiden. Sein bekanntestes, auch in deutscher Sprache erschienenes Buch trägt den Titel *Die Hormonrevolution.*

Prof. Dr. med. Helmut Haubold ist wohl der erste Pionier der natürlichen Hormontherapie. Er verfügte über eine jahrzehntelange Erfahrung mit dieser Methode als praktizierender Arzt in München. Ich kann mich noch gut an einen Zeitungsartikel erinnern, in dem er zusammen mit einem kleinwüchsigen Patienten abgebildet war, dem er durch Anwendung natürlicher Hormone zu mehr Körperwachstum verholfen hatte.

Die Jüngste im Kreise der Pioniere einer natürlichen Hormontherapie dürfte Dr. med. Annelie Scheuernstuhl sein. Sie ist Ärztin und Diplompsychologin mit eigener Praxis in Starnberg. Ihr Weg zur sanften Behandlung von Hormonstörungen erhielt Impulse durch eigenes Leiden während der Wechseljahre. Bekannt ist ihr Buch *Natürliche Hormontherapie*, inzwischen zusammen mit der Heilpraktikerin Anne Hild herausgegeben.

Die Konzepte der einzelnen Pioniere unterscheiden sich teilweise voneinander. Sie wurden verändert und weiterentwickelt. Doch ein gemeinsamer Akzent zeichnet sich immer deutlicher ab: der Ausgleich eines Überwiegens von Östrogen durch natürliches Progesteron. Die therapeutische

Anwendung umfasst heute nicht mehr allein typische Frauenleiden, auch die Behandlung von Männern ist stärker ins Blickfeld gerückt. Das ist vor allem auf den Einfluss von Dr. med. Volker Rimkus aus Gütersloh zurückzuführen, inzwischen Arzt im Ruhestand, der etliche Bücher über die von ihm entwickelte »Rimkus-Methode« veröffentlicht hat.

SELBSTTEST: LEIDEN SIE UNTER HORMONMANGEL?
Möchten Sie genauer wissen, ob Sie unter Hormonmangel leiden, so kreuzen Sie einfach alle Fragen an, die Sie spontan mit Ja beantworten würden! Das Ergebnis können Sie anschließend selbst feststellen.

Die eine oder andere Frage kennen Sie schon aus dem Selbsttest »Leiden Sie unter Stress?« (S. 28). Solche Überschneidungen erklären sich dadurch, dass Hormonmangel häufig eng mit Stress zusammenhängt.

- ☐ Leiden Sie öfters unter Gelenk- oder Rückenschmerzen?
- ☐ Lässt Ihr Gedächtnis nach?
- ☐ Schwitzen Sie öfters tagsüber oder nachts – auch ohne körperliche Belastung?
- ☐ Schlafen Sie schlecht?
- ☐ Leiden Sie unter Kopfschmerzen?
- ☐ Regen Sie sich schnell auf, sind reizbar oder schlecht gelaunt?
- ☐ Leiden Sie öfters unter Unruhe oder Angst?
- ☐ Fühlen Sie sich öfters mutlos, traurig oder antriebslos?
- ☐ Haben Sie manchmal das Gefühl, dass alles sinnlos ist?
- ☐ Haben Sie manchmal das Gefühl, dass Sie Ihre tägliche Arbeit nicht mehr schaffen können?
- ☐ Leiden Sie unter Herzbeschwerden, wie zum Beispiel Herzrasen, -druck, -stolpern oder -stechen?
- ☐ Haben Sie weniger Lust auf Sex und weniger Freude daran?
- ☐ Haben Sie das Gefühl, dass Ihre Lebensenergie nachlässt?

- ☐ Leiden Sie unter Blasenschwäche?
- ☐ Leiden Sie unter Trockenheit der Haut oder der Schleimhäute?
- ☐ Geht Ihnen bei körperlicher Belastung schnell die Puste aus?
- ☐ Haben Sie das Gefühl, nicht mehr viel wert zu sein?
- ☐ Drücken Sie sich in letzter Zeit lieber vor Verantwortung?
- ☐ Leiden Sie (w) unter Regelstörungen?
- ☐ Leiden Sie (m) unter Potenz- oder Prostataproblemen?

AUSWERTUNG

Wenn Sie nur eine bis drei der Fragen angekreuzt haben, so ist Ihr Hormonzustand wahrscheinlich in Ordnung. Sie fühlen sich hormonell fit und können Ihr Leben genießen. Glückwunsch!

Haben Sie die meisten oder alle Fragen angekreuzt, leiden Sie möglicherweise unter Hormonmangel. Wahrscheinlich spüren Sie selbst mehr oder weniger starke Defizite Ihrer hormonellen Situation. Vieles in Ihrem Leben ist nicht mehr so, wie es einmal war. Vielleicht haben Sie öfters das Gefühl, sich nicht mehr sicher auf Ihren Körper verlassen zu können. Oder Sie spüren, wie Ihnen die Freude am Leben aus dem Blickfeld geraten ist. Oder erste Symptome deuten darauf hin, dass Ihr Organismus einfach erschöpft ist und Hilfe braucht.

Im Folgenden finden Sie eine Fülle an Informationen, was Sie in dieser Situation tun können.

Speicheltest oder Bluttest?

Falls Sie Genaueres über Ihren Hormonzustand wissen möchten, fordern Sie am besten einen Speicheltest an. Er kann zu Hause durchgeführt werden, ist unkompliziert und weit genauer als beispielsweise Bluttests.

Die Speichelprobe wird an ein Speziallabor geschickt, die Ergebnisse mit Erläuterung erhalten Sie ungefähr nach einer Woche. Die Kosten betragen für jeden zu bestimmenden Hormonwert ca. 20–25 Euro. Sie werden zum großen Teil von den privaten Kassen übernommen. Voraussetzung ist, dass die Untersuchung durch einen Arzt angeordnet ist, der auch der Hausarzt sein kann.

7

Drei Säulen der natürlichen Hormontherapie

Dieses Buch stellt Ihnen drei Säulen vor, auf denen die Selbsttherapie mit natürlichen Hormonen ruht. Jede der drei Säulen verhilft bereits für sich zu einer besseren Gesundheit und ist unabhängig von den anderen beiden tragfähig. Gemeinsam verstärken die drei Säulen die Wirkung jedoch um ein Vielfaches. Das Ganze ist – wie so oft – mehr als die Summe seiner Teile.

Konkret bedeutet das: Jede der drei Methoden können Sie unabhängig von den beiden anderen anwenden. Mit jeder der drei Säulen nähern Sie sich dem Ziel auf einem anderen Weg. Den größten Gesundheitserfolg werden Sie allerdings erreichen, wenn Sie alle drei Wege gehen. Das muss nicht alles zur gleichen Zeit geschehen; ebenso sinnvoll ist es, die Kraft der einzelnen Säulen in zeitlichem Abstand nacheinander zu nutzen. Entwicklung braucht Zeit, beim Gärtnern ebenso wie bei menschlichem Wachstum. Das Gras wächst nicht schneller, wenn man an den Halmen zieht. Geben Sie sich diese Zeit! Entscheidend für den Erfolg ist letztlich, was Sie an neuen Gewohnheiten in Ihr eigenes Leben hineinnehmen. Dabei kann hilfreich sein, die eine oder andere eingefahrene Gewohnheit über Bord zu werfen und Neues auszuprobieren. Suchen Sie sich am besten die Methode aus, die Ihnen persönlich am meisten zusagt. Dann werden Sie am ehesten bereit sein, sie dauerhaft beizubehalten und fest in Ihrem Leben zu verankern.

Erste Erfolge zeigen sich so am schnellsten und motivieren Sie, auf dem eingeschlagenen Weg weiterzugehen.

Für welchen der drei Wege Sie sich entscheiden, hängt auch von den Erwartungen ab, die Sie mit der natürlichen Hormontherapie verbinden, außerdem von Ihrem Lebensalter und Ihrem Gesundheitszustand. Wenn Sie beispielsweise zu den Erwachsenen mittleren Alters zählen, die nachts gut schlafen und auch tagsüber meist guter Stimmung sind, könnte es für Sie genügen, auf eine Melatonin fördernde Ernährung zu achten, statt gleich Melatonin einzunehmen. Falls Sie sich in fortgeschrittenem Lebensalter befinden, dazu unter chronischen Verschleißerkrankungen leiden und Ihre Lebensuhr gern ein paar Jahre zurückdrehen möchten, werden Sie sich wahrscheinlich eher für eine intensivere Form der hier vorgestellten (Selbst-)Therapie entscheiden.

So sehen **die drei Säulen der natürlichen Hormon-(Selbst-)Therapie aus:**

- 1. Säule: Dem Körper natürliche Hormone direkt über Nahrungsergänzungsmittel oder geeignete Naturmittel zuführen
- 2. Säule: Die körpereigene Hormonproduktion durch geeignete Ernährung anregen
- 3. Säule: Die körpereigene Hormonproduktion durch gezielte Veränderungen im Lebensstil anregen oder harmonisieren

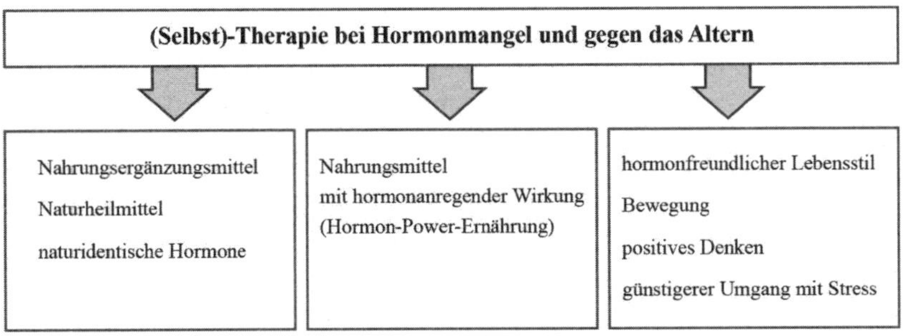

WICHTIG

Die natürliche Hormon-(Selbst-)Therapie zielt darauf ab,

- gegen chronische Krankheiten gezielt vorzubeugen,
- altersbedingte Verschleißerscheinungen abzumildern oder zu verlangsamen und
- die Zahl der aktiven, gesunden Lebensjahre zu verlängern.

Die Lebenserwartung in Deutschland lag um 1900 bei 46 Jahren. Dank verbesserter Lebensbedingungen und des medizinischen Fortschritts sind wir mittlerweile bei etwa 80 Jahren angelangt, Tendenz weiter steigend. Die klassische Schulmedizin behandelt meist nur Symptome bereits eingetretener Alterserkrankungen. Ziele der alternativen Anti-Aging-Medizin sind dagegen die Vorbeugung gegen chronische Krankheiten und das Verlangsamen altersbedingter Verschleißerscheinungen.

In den bisherigen Ausführungen haben Sie einen Überblick über die Hormone und ihre Aufgaben, über Alter und Stress sowie über die Voraussetzungen für eine Therapie mit natürlichen Hormonen erhalten. Im Weiteren erfahren Sie Näheres über die einzelnen natürlichen Mittel, mit denen sich Hormonmangel bekämpfen lässt und die Wirkungen des Alters verzögert, hinausgeschoben oder rückgängig gemacht werden können.

Teil III

Hormon-Power durch Nahrungsergänzung

8

Serotonin: Wohlfühlhormon Nr. 1

Botenstoffe im Gehirn sorgen für Wohlbefinden

Unsere seelisch-geistigen Funktionen werden maßgeblich durch biochemische Vorgänge bestimmt. Daran besteht heute kein Zweifel mehr. Erforscht worden sind bislang vor allem die Wirkungen von Serotonin auf das Zentralnervensystem: Im Gehirnstoffwechsel wirkt dieser Botenstoff günstig auf das Erinnerungs- und Lernvermögen, auf die Appetitkontrolle, Essstörungen, Zwangs- und Suchtverhalten oder Angst- und Panikattacken. Serotonin schafft psychische Stabilität, erhöht die Stresstoleranz und sorgt für erholsamen Schlaf. Außerdem reguliert dieser Botenstoff die Konzentration und die Merkfähigkeit. Er führt zu ruhigem, ausgeglichenem Verhalten. Besteht ein Mangel an Serotonin, so sind Kinder zum Beispiel ängstlicher, zappeliger, stressempfindlicher. Sie gehören daher zu den typischen Prüfungsversagern. Bei Menschen mit Depressionen liegt der Serotoninspiegel im Blut nachweislich um bis zu 50 Prozent niedriger als bei Gesunden.

Neue Ergebnisse aus der Serotoninforschung zeigen, dass bei Frauen nach dem Eisprung der Serotoninspiegel allmählich und kurz vor der Regel sogar stark abfallen kann. Als Folge davon treten Überempfindlichkeit, Stimmungsschwankungen, depressive Stimmungen und Reizbarkeit auf.

Auch starke Essgelüste, Putzwut und andere Zwangsstörungen wie Kaufrausch oder Kleptomanie deuten in dieser Zeit auf einen niedrigen Serotoninspiegel hin. Ist zu wenig Serotonin verfügbar, so erhöht sich die Schmerzempfindlichkeit. Die Blutgefäße im Kopf und im Becken neigen dann dazu, sich zu verkrampfen. Das ist beispielsweise bei Migräne, Spannungskopfschmerz, aber auch bei Beschwerden vor der Monatsregel häufig der Fall.[26]

Wie Serotoninmangel entsteht

Wodurch kommt es zu einem zu niedrigen Serotoninpegel? Über einen längeren Zeitraum hinweg bestehende familiäre oder berufliche Stressbelastungen können dazu führen, dass viel von dem Botenstoff verbraucht wird. Der Serotoninspiegel sinkt offenbar auch mit fortschreitendem Lebensalter. Und schließlich hängt er von der Ernährung ab. Kohlenhydrate können helfen, die Nerven zu beruhigen. Aus diesem Grunde essen Menschen, die zu Depressionen neigen, in den dunkleren Wintermonaten mehr Süßigkeiten und mehr Kohlenhydrate als im Sommer. In der Jahreszeit des helleren Lichts befindet sich der Serotoninspiegel auf einem höheren Niveau. Ein hoher Serotoninspiegel senkt den Appetit und stärkt das Sättigungsgefühl. Besteht Serotoninmangel, so fühlen sich die Betroffenen dauernd hungrig. Sie leiden unter Heißhunger. Eine Untersuchung mit 294 Übergewichtigen ergab, dass dicke Menschen im Durchschnitt einen um die Hälfte niedrigeren Serotoninspiegel hatten. Auch bei anderen Essstörungen wie Ess- und Brechsucht (Bulimie) oder Magersucht (Anorexie) zeigte sich häufig ein deutlicher Serotoninmangel.

Mehrere klinische Studien zeigen, dass Serotonin selbst den Schlaf- und Wachzustand kontrolliert. Ohne Serotonin kann man nicht einschlafen. Erst wenn jemand schon eine halbe Stunde geschlafen hat, bildet der Kör-

26 Völker 2011.

per aus dem vorhandenen Serotonin in der Zirbeldrüse das Schlafhormon Melatonin, das für mehr Tiefschlaf sorgt.[27]

Durch Tryptophan den Serotoninspiegel anheben

Der Serotoninspiegel kann durch Zufuhr von Tryptophan als Nahrungsergänzung deutlich angehoben werden. Depressionen, Stimmungstiefs, Schlafstörungen sowie Panik- und Wutzustände lassen sich so oftmals wirksam beheben.

Mehrere Studien belegen, dass zusätzliches Tryptophan in Form von Nahrungsergänzungsmitteln den Serotoninspiegel um bis zu 200 Prozent erhöhen kann.[28] Probleme mit düsteren Stimmungen ließen sich so verhindern bzw. umkehren.[29] Dass Tryptophan günstige Wirkung bei Schlafstörungen hat, ist nachgewiesen, ebenso die Wirkung von Tryptophan bei prämenstruellen Störungen (PMS)[30] und bei Fibromyalgie.[31] Amerikanische Tierärzte, die mit zwangsgestörten Papageien arbeiten, mögen eine Studie besonders gern leiden: Sie ergab, dass man mithilfe von Tryptophan-Präparaten zwanghafte Vögel daran hindern konnte, sich selbst die Federn auszureißen.[32]

Damit Tryptophan in Serotonin umgewandelt werden kann, muss es die Blut-Hirn-Schranke überwinden. Sie wirkt wie ein Filter, der nur eine bestimmte Menge von Aminosäuren aus dem gesamten Nährstoffangebot ins Gehirn lässt. Am besten erreichen Sie, dass das Tryptophan auch dort ankommt, wo es gebraucht wird, indem Sie es auf leeren Magen einnehmen. Am günstigsten ist es deshalb, Tryptophan mit mehreren Stunden Zeitabstand zwischen den Mahlzeiten einzunehmen.

27 Völker 2011.
28 Young 1996; Ross 2016, S. 64.
29 Van der Does 2001.
30 Steinberg et al. 1994.
31 Russell et al. 1989.
32 Savory et al. 1999.

Dosierung

Die meisten Menschen, die unter Schlaflosigkeit leiden, kommen mit 500–1500 Milligramm eines Tryptophan-Präparates gut zurecht.

Am besten fangen Sie abends vor dem Zubettgehen mit einer Kapsel an. Wenn sie nicht innerhalb einer Viertelstunde hilft, nehmen Sie eine zweite Kapsel, eventuell noch eine dritte. Falls Sie dazu neigen, mitten in der Nacht aufzuwachen, wird empfohlen, noch eine oder mehrere Kapseln Tryptophan zusätzlich einzunehmen.[33]

Wenn Sie durch Serotoninmangel unter Stimmungstiefs leiden, empfiehlt es sich, nachmittags eine bis drei Kapseln Tryptophan einzunehmen.

Tryptophan kann man rezeptfrei in Apotheken und im Internetversandhandel kaufen.

Ähnlich wirkende Heilpflanzen und Nahrungsmittel

Im Folgenden finden Sie Hinweise auf Pflanzen und Nahrungsmittel, die ebenfalls geeignet sind, Serotoninmangelzustände zu beheben oder vergleichbare Wirkungen herbeizuführen.

Bananen (Musa paradisiaca) liefern viel natürliches Serotonin. Sie steigern den Serotoninpegel und sorgen für einen raschen Energieschub. Sie dauerhaft der täglichen Ernährung zuzufügen, ist zu empfehlen.

Bertram (Anacyclus pyrethrum) ist eine schon bei Hildegard von Bingen, aber auch in der ayurvedischen Medizin hoch geschätzte Heilpflanze mit leistungssteigernder und aphrodisierender Wirkung. Die Pflanze wirkt entzündungshemmend, antidepressiv, stärkt die Immunabwehr, die Verdauung sowie die Denk- und Lernfähigkeit. Bertram fördert die körperliche Leistungsfähigkeit stark. Bei uns ist das Mittel leider fast in Vergessenheit geraten, obwohl es Chancen auf ein starkes Comeback hat. Beziehen kann man es in Apotheken und über den Internethandel.

33 Ross 2016, S. 286.

Ginkgo (Ginkgo biloba) erhöht spürbar die geistige Leistungsfähigkeit und ist in Zeiten erhöhter geistiger Beanspruchung besonders von Nutzen, beispielsweise in Prüfungszeiten in der Schule oder im Studium. Durch seine hormonausgleichende Wirkung verbessert Ginkgo zugleich die psychische Belastbarkeit. Erste Wirkungen sind nach einer Woche spürbar. Angewandt werden die Blätter des Ginkgobaums.

Ginseng (Panax ginseng) stärkt nach zahlreichen vorliegenden Studien die körperliche und geistige Leistungsfähigkeit deutlich. Die Gedächtnisleistung nimmt zu, ebenso die Konzentrationsfähigkeit. Das gesamte Hormonsystem wird angeregt (s. Abschnitt »Ginseng regt die Hormonproduktion an«, S. 108).

Hibiskusblüten und -blätter (Hibiscus rosasinensis) sind als Tee oder als Blätterauszug auf alkoholischer Basis erhältlich. Er hat stimmungsaufhellende Wirkung und ist als sanftes Mittel bei depressiven Verstimmungen einsetzbar. Außerdem erhöht Hibiskus die Leistungsbereitschaft und das Durchhaltevermögen bei körperlicher Anstrengung messbar.

Kakao und Bitterschokolade bewirken eine schnelle Erhöhung des Serotoninspiegels. Sie steigern Wohlgefühl und Energie. Am besten wirkt Schokolade mit einem Kakaoanteil von mindestens 70 Prozent. Von Vorteil ist dabei auch der geringere Anteil an Zucker, den man seinem Körper zumutet.

» » » Erfahrungsberichte « « «

Depressionen, Übergewicht, Schmerzen beim Gehen, Heißhunger auf Süßigkeiten

Heike L., Angestellte, 54 Jahre

»Seit dem Klimakterium leide ich unter Depressionen. Gleichzeitig begann ich sehr stark an Gewicht zuzunehmen. Innerhalb kurzer Zeit waren es 30 Kilo. Zwischenzeitlich mache ich immer wieder Diätkuren und habe dabei auch abgenommen. Aber schon bald war das Gewicht wieder genauso

hoch oder noch höher. Seit knapp einem Jahr habe ich starke Schmerzen beim Gehen. Der Orthopäde hat das Bein gründlich untersucht. Anhand der Aufnahmen kam er zu dem Ergebnis, der Knochen würde infolge meines zu hohen Gewichts zu stark belastet. Ich solle das Bein entlasten und nur noch mit Krücken gehen. Ich habe inzwischen mehrere Kuren hinter mir und bekomme Medikamente gegen die Depressionen. Aber so richtig hilft das nicht. Nach wie vor habe ich Heißhunger auf Süßigkeiten.

Eine Freundin hat mir Nahrungsergänzungsmittel empfohlen, die ich seit rund drei Monaten einnehme. Es handelt sich um Tryptophan, dazu ein Schilddrüsenpräparat Tyrosin und eine Yamscreme, die ich in die Haut einreiben muss. Außerdem nehme ich Ginseng. Seitdem geht es mir stimmungsmäßig besser. Ich habe auch drei Kilo abgenommen und leide nicht mehr unter diesem schrecklichen Heißhunger auf Süßigkeiten. Nun hoffe ich, dass ich noch mehr abnehme und dann auch wieder ohne Schmerzen und ohne Gehhilfen gehen kann.«

» » » « « «

Depressive Verstimmungen, Übergewicht, Altersdiabetes

Alfons W., Rentner, 69 Jahre

»Seit zehn Jahren kämpfe ich gegen mein Übergewicht, um bessere Zuckerwerte zu bekommen. Alle Diätpläne haben nichts genutzt. Ich habe sie nicht durchhalten können.

Seit rund einem Vierteljahr nehme ich jeden Tag mehrere Tryptophankapseln ein. Dadurch habe ich nicht mehr so viel Hunger und schaffe es jetzt, auf meine Abendmahlzeit ganz zu verzichten. Der Erfolg kann sich sehen lassen. Ich habe schon ein paar Kilo abgenommen. Auch meine Stimmung ist besser geworden – vielleicht, weil ich jetzt wieder ein Ziel habe, für das es sich einzusetzen lohnt. Ich werde weitermachen und rechne mit noch mehr Erfolg!«

9

Progesteron aus wilden Yamswurzeln gegen das Altern

Im Folgenden begegnen Sie einer Heilpflanze mit ganz ungewöhnlicher Anti-Aging-Wirkung. In anderen Kulturen ist sie seit Jahrhunderten bekannt, bei uns steht sie am Anfang einer großen Zukunft. Ihre besondere Fähigkeit? Sie regt den Körper an, Progesteron zu bilden.

Progesteron: Hormon des inneren Friedens

Progesteron ist das allerwichtigste natürliche Wohlfühlhormon, das im Körper von Frauen und Männern gebildet wird. Seine Aufgaben sind breit gefächert: Es hält uns gesund, leistungsfähig, emotional ausgeglichen und geistig ebenso wie körperlich fit. Progesteron wird häufig auch als »Glückshormon« oder »Hormon des inneren Friedens« bezeichnet. Daher ist es in seiner Wirkung mit Serotonin (s. Abschnitt »Serotonin: Wohlfühlhormon Nr. 1«, S. 59) vergleichbar, zumindest teilweise. Tatsächlich bewirkt dieses Hormon eine körperliche und emotionale Entspannung. Vor allem lässt Progesteron Stimmungsschwankungen abklingen, verstärkt das Geborgenheitsgefühl und führt zu besserem Schlaf.

Bei Frauen entsteht Progesteron insbesondere im Gelbkörper, einem Gebilde, das nach dem Eisprung im Eierstock zurückbleibt. Ein Teil dieses Hormons wird auch in den Nebennieren erzeugt, bei Männern außerdem in den Hoden.

Während einer Schwangerschaft stellt die Plazenta ungewöhnlich große Mengen von Progesteron her, die das Baby braucht, um sich im Bauch der Mutter entwickeln zu können. So erklärt sich auch das ungewöhnliche Wohlgefühl, von dem Frauen in der zweiten Hälfte ihrer Schwangerschaft oft berichten.

So wirkt Progesteron

Etwa ein Fünftel aller Andockstellen für Progesteron liegen im Gehirn. Dort reguliert dieses Hormon die Verknüpfung der Neuronen und ist am Aufbau der Nervenhüllen beteiligt. Benötigt wird Progesteron, um unser emotionales Gleichgewicht immer wieder aufs Neue herzustellen. Doch es stärkt auch unsere Konzentrationsfähigkeit, die Gedächtnisleistungen und die Schlafqualität. Selbst verletzte Gehirnsubstanz, etwa nach einem Schlaganfall, kann unter dem Einfluss von Progesteron regenerieren. Wahrscheinlich kann es auch bei Demenz und bei Epilepsie günstig wirken. Insgesamt sind mehr als 300 Andockstellen für Progesteron über den ganzen Körper verteilt. Dadurch lässt sich, zumindest ansatzweise, erklären, warum Menschen so ungewöhnlich starke günstige Wirkungen empfinden, wenn sie dieses Hormon anwenden.

Als Vorläufer unterstützt Progesteron einerseits Östrogen und Testosteron. Andererseits bremst es das durch Östrogen angeregte Zellwachstum an der Gebärmutterschleimhaut und an den Drüsenzellen der Brust. So beugt dieses Hormon dort gegen das Entstehen von Krebs vor. Für Männer ist es als Gegenspieler von Testosteron wichtig, um die Prostata gesund zu erhalten.

WICHTIG

Progesteron ist kein weibliches Hormon, auch wenn Frauen es in größerer Menge produzieren. Es wirkt nicht verweiblichend auf den Körper von Männern, sondern wird auch in männliche Hormone wie Testosteron umgewandelt.

Progesteron verbessert aber auch die Fließeigenschaften des Blutes und verhindert so Schlaganfälle, Thrombosen und Probleme mit den Venen. Es hält die Gefäße elastisch, verhindert Krämpfe und bietet Schutz vor Herzinfarkten. Doch damit ist die Liste der Verdienste noch längst nicht beendet: Progesteron fördert das Wachstum von Haut, Haaren und Nägeln, hilft gegen Osteoporose, regt den Energiestoffwechsel an, schwemmt Wasser aus und reguliert den Blutdruck. Es heilt Blasenleiden und Gallenprobleme, die auf Östrogenüberschuss zurückzuführen sind, unterstützt die Schilddrüse und schützt sie vor Entzündungen.

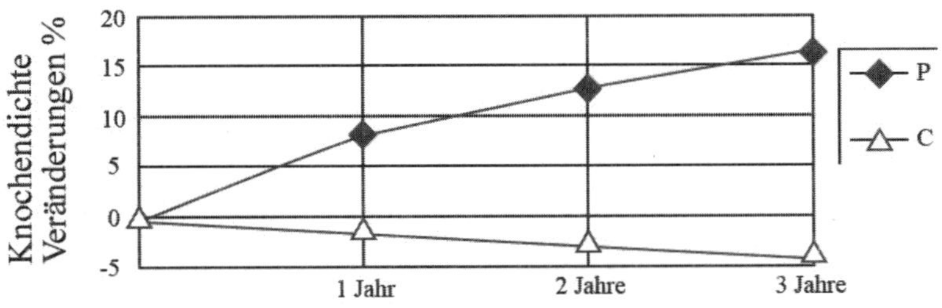

Typische Osteoporose-Veränderungen bei Frauen in der Zeit nach ihrer letzten Regel (verändert nach Lee 2016, S. 82). Die Messungen erfolgten über einen Zeitraum von drei Jahren. Eine Gruppe erhielt während dieser Zeit eine Hormontherapie mit natürlichem Progesteron. Die Kontrollgruppe blieb ohne Hormonbehandlung. Das Ergebnis zeigt: Die Zufuhr von natürlichem Progesteron regt die Knochenneubildung an. Bei der Kontrollgruppe ohne Therapie tritt dagegen ein Verlust an Knochenmasse ein, wie er für Osteoporose typisch ist.

Progesteron ist von großem Nutzen für das Nervengewebe. Der Arzt Dr. Michael Platt in Kalifornien hat gute Behandlungserfolge mit Progesteron bei Diabetikern erzielt, die unter Nervenschmerzen (Neuropathie) in den Füßen litten. Er berichtet: »Manchmal verschwindet die Neuropathie bereits nach drei Tagen.«[34] Weiter schreibt er: »Eine der besten Behandlungsmöglichkeiten gegen Osteoporose ist schlicht und einfach der Einsatz von Progesteron.«[35] Für Frauen – sehr wahrscheinlich auch für Männer – ist dieses Wohlfühlhormon ein natürliches Antidepressivum. Progesteron lindert auch das sogenannte Restless-Legs-Syndrom (RLS), dessen Ursachen noch nicht vollständig bekannt sind und das im Grunde als nicht heilbar gilt. Platt ist überzeugt: »Wenn man jedoch Progesteron anwendet, kann man die Patienten innerhalb einer Woche von RLS befreien.«[36]

Dr. John R. Lee, ein weiterer Pionier der natürlichen Hormontherapie aus Kalifornien, behandelte Frauen nach der Menopause mit Progesteron. Ihm fiel auf, dass bei ihnen Infektionen des Harntrakts und der Vagina kaum noch auftraten. Außerdem normalisierten sich nach drei bis vier Monaten Progesteroneinnahme die bisher aufgetretenen Probleme wie Trockenheit der Vagina und Schleimhautrückbildungen (Atrophie).[37]

Die Ärztin Heide Fischer in Freiburg startete 2002 mit 20 Frauen eine über zwei Monate laufende Studie zur Wirkung von Yamscreme.[38] Auch wenn dieser Versuch nicht die strengen Versuchsbedingungen kontrollierter Doppelblindstudien erfüllte, sind seine Ergebnisse doch so interessant, dass es sich lohnt, einen näheren Blick darauf zu werfen.

Die Versuchsleiterin teilte die Versuchspersonen in zwei Gruppen auf. Die Frauen der ersten Gruppe waren zwischen 37 und 45 Jahre alt. Ein Teil von ihnen litt unter prämenstruellen Beschwerden wie Brustspannen, Wassereinlagerungen, Kopfschmerzen, Schmierblutungen und Stimmungs-

34 Platt 2013, S. 40.

35 Platt 2013.

36 Platt 2013, S. 128.

37 Lee 2016, S. 66.

38 Fischer o. J.

schwankungen. Diese Beschwerden hatten sich mit den Jahren offenbar verstärkt.

Die zweite Gruppe mit Frauen im Alter zwischen 48 und 53 Jahren litt unter Wechseljahrsbeschwerden wie Hitzewallungen, gelegentlich verstärkter oder unregelmäßiger Menstruationsblutung, Schlafstörungen, nervöser Unruhe, wenig sexueller Lust, Gewichtszunahme, Haut- und Schleimhauttrockenheit. Insgesamt drei Frauen aus dieser Gruppe hatten Myome (gutartige Geschwülste in der Gebärmutter).

Nach Anwendung des Yamsgels für zwei Monate hatten in der Gruppe der jüngeren Frauen alle Versuchsteilnehmerinnen deutlich weniger Brustspannen und Wassereinlagerungen. Schmierblutungen waren verschwunden. Auch Symptome wie Unruhe, Stimmungsschwankungen und Kältegefühle hatten sich deutlich gebessert.

In der Gruppe der Frauen zwischen 48 und 53 Jahren konnten die Hitzewallungen bei zwei Frauen gebessert werden. Zwei Frauen berichteten über Gewichtsabnahme, zwei über eine Verbesserung ihrer sexuellen Lust. Soweit die Frauen außerdem noch unter prämenstruellen Beschwerden gelitten hatten, waren ihre Symptome vollständig verschwunden.

Selbst wenn das alles nur erste vorläufige Ergebnisse sind: Ein Blick über den Tellerrand auf andere Kulturen, die den Einsatz der Yamswurzel schon seit alter Zeit mit Erfolg genutzt haben, könnte sich für uns allemal lohnen.

Mehr als nur Fruchtbarkeitszauber

Fast drei Jahrzehnte ist es inzwischen her, seit in der Zeitschrift *National Geographic* (Heft Juli 1992) ein Bericht über das Leben auf den Trobrianden erschien, einer Inselgruppe südöstlich von Neuguinea. Der Autor beschrieb die Menschen dort als allgemein schlank und glücklich. Sie erfreuten sich bester Gesundheit und führten ein lebhaftes Sexualleben. Doch auffallenderweise hatten sie weniger Kinder, als man erwarten würde. Kinder werden dort häufig aus der Verwandtschaft, vorwiegend der mütterlichen Seite, adoptiert. Krankheiten kommen offenbar selten vor. In der Ernährung spielt die Yamswurzel eine herausragende Rolle. Sie genießt Kultstatus. Die Trobriander verehren sie als Totem für Gesundheit und ein gutes Leben. Hinzu kommen als Ernährungsgrundlage etliche andere Gemüsesorten und Fisch. Im Laufe des vergangenen Jahrhunderts besuchten einige Forscher die Trobriander auf ihren Inseln und überprüften unter anderem einige von Sigmund Freuds Theorien an der gesellschaftlichen Lebensform der Inselbewohner. Weit wichtiger als die psychologischen Einsichten, die damals gewonnen wurden, ist jedoch die Erkenntnis, dass Yamswurzeln hohe Mengen an Diosgenin enthalten – ein Stoff mit progesteronähnlicher Wirkung. Diosgenin aus der mexikanischen Yamswurzel nutzten führende Hersteller von Verhütungspillen lange Zeit als Rohmaterial für ihre Produkte.[39] Inzwischen gehen sie andere – leider oftmals synthetische – Wege.

Wilde Yamswurzel ist bis heute die Pflanze, aus der natürliches Diosgenin zur Herstellung von Yamscreme gewonnen wird, die sich hervorragend zur natürlichen Anregung der körpereigenen Progesteronproduktion eignet.

Natürliches Progesteron gegen Wechseljahrsbeschwerden bei Frau und Mann

Natürliches Progesteron ist keineswegs nur den Frauen vorbehalten, es eignet sich ebenso für Männer, um bei ihnen auftretende typische Wechseljahrsbeschwerden zu behandeln.

Lange Zeit war wenig über die Wechseljahre bei Männern bekannt – erst recht nicht, dass man mit Erfolg etwas dagegen tun kann. Neben dem amerikanischen Arzt Dr. John R. Lee war es der norddeutsche Frauenarzt Dr. Volker Rimkus, der sich selbst und andere Männer mit natürlichen Hormonen nach einer eigens dafür entwickelten Methode erfolgreich behandelte.

Männer sprechen meist nicht gern über ihre geheimen Leiden, schon gar nicht, wenn es um Potenzprobleme geht. Dabei kann der Einsatz von natürlichem Progesteron für sie sehr hilfreich sein. Gutartige Vergrößerungen der

39 Lee 2016, S. 105.

Prostata sind bei Männern über 50 ein sehr häufiges Problem. Befinden sich die Hormone im Gleichgewicht, so entstehen kaum Prostataprobleme oder sie bilden sich zurück.[40]

Was die Anwendung von Yamscreme bringen kann

Die Behandlung mit Yamscreme hilft, typische Mangelzustände an Progesteron auszugleichen. Sie lindert Probleme beim Wasserlassen, wie sie häufig bei Männern auftreten. Bei beiden Geschlechtern wirkt sie psychisch ausgleichend und stabilisierend, etwa wie ein natürliches Antidepressivum, verbessert die Blutgerinnung und reduziert so das Risiko für Schlaganfälle und Embolien. Yamscreme stärkt die Verwertbarkeit der Schilddrüsenhormone und hilft Fett abzubauen. Wasseransammlungen werden ausgeschwemmt, Ödeme aufgelöst, was zugleich hohen Blutdruck reguliert. Venenbeschwerden bessern sich, ebenso die Konzentration und Gedächtnisleistung. Ein wirksamer Schutz gegen Krebs, bei Männern besonders gegen Prostatakrebs, und vor Herzerkrankungen wird aufgebaut. Die Schlafqualität verbessert sich, ebenso die männliche Erektionsfähigkeit und die Freude an Sex bei Männern wie bei Frauen. Osteoporose lässt sich verhindern. Vor allem: Niemand muss mit unerwünschten Nebenwirkungen rechnen.

Wilde Yamswurzel: Steckbrief

Name: Botanisch amtlich ist die Wilde Yamswurzel Dioscorea villosa nach dem großen griechischen Arzt Dioscorides (1. Jahrhundert n. Chr.) benannt. Volkstümlich heißt sie auch Kolikwurzel oder Rheumawurzel.
Aussehen: Bis zu 6 Meter lange, sich windende Staude, hat herzförmige Blätter, grünliche Blüten und bildet Wurzelknollen ähnlich wie ihre essbare Schwester Dioscorea batatas, die es bei uns als Yamsgemüse in Asia-

40 Scheuernstuhl/Hild 2017, S. 92.

Geschäften gibt. In Afrika und in Mittelamerika ist die Dioscorea batatas ein Grundnahrungsmittel, das allerdings weniger Diosgenin enthält als ihre wilde Schwesterpflanze.

Inhaltsstoffe: Hormonwirksame Steroidsaponine, vor allem Dioscin, aus dem der progesteronähnliche Wirkstoff Diosgenin stammt, dazu Alkaloide, Gerbstoffe und Stärke.

Heilwirkung: Ähnlich wie Progesteron hormonell ausgleichend nicht nur in den Wechseljahren, fördert die Harnausscheidung, wirkt krampflösend auf die Muskulatur, entzündungshemmend, antirheumatisch.

Verwendung: Bei Progesteronmangel bzw. Östrogendominanz mit den typischen Folgen wie prämenstruelles Syndrom (PMS), Eierstockzysten, Myome, Wechseljahrsbeschwerden, Osteoporose, Menstruationsbeschwerden, Prostataprobleme.

Verwendete Pflanzenteile: Wurzelwerk Dioscoreae rhizoma der Wilden Yamswurzelpflanze.

Präparate: Wild Yams Creme, Gel oder Kapseln.

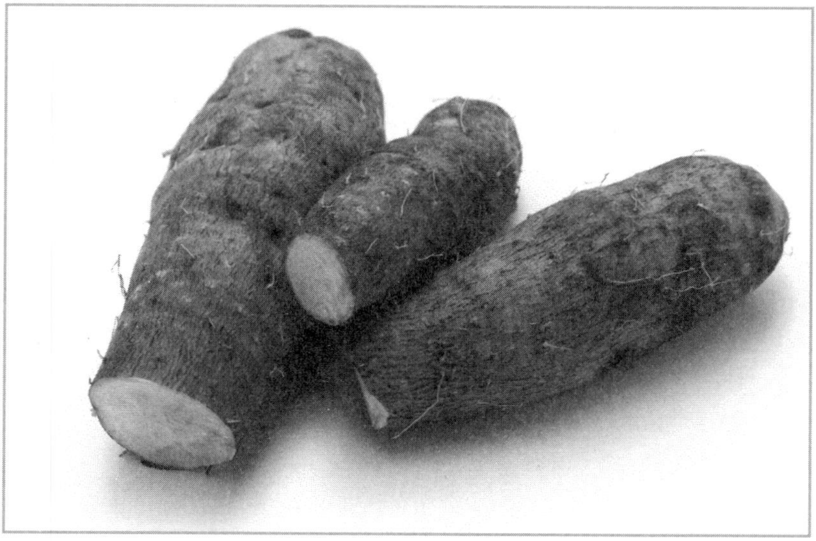

Yamswurzel: Gemüsepflanze mit hormonanregender Wirkung

Anwendung

Progesteron kann man auf unterschiedliche Weise im Körper zur Wirkung bringen.

Die Ärztin Dr. Katharina Dalton aus London wendete bei ihren Patientinnen Progesteron als Zäpfchen an. Diese Methode mag geeignet sein, ist aber heute nur noch wenig verbreitet. Progesteron ist auch in Form von Tropfen erhältlich, die man unter der Zunge zergehen lässt. Der Vorteil dieser Methode: Die Wirkung im Körper tritt relativ schnell ein. Der Nachteil: Der Weg in den Körper führt über die Leber. Dabei geht ein großer Teil des Wirkstoffs verloren.

Am günstigsten ist die Anwendung von progesteronhaltiger Yamscreme durch Einreiben in die Haut. Man wählt dafür am besten möglichst große Stellen mit relativ dünner Haut aus, zum Beispiel die Innenseiten der Arme und der Oberschenkel, das Gesicht, den Hals, den oberen Teil der Brust oder den Bauch.

Das Progesteron wird zuerst von der Fettschicht unter der Haut aufgenommen und dann über den Blutkreislauf im ganzen Körper verteilt. Auf dem Weg über die Haut dauert es etwas länger, bis der Wirkstoff dem Körper ganz zur Verfügung steht. Man muss mit zwei bis drei Monaten rechnen, bis die volle Wirkung eintritt.

Dosierung

Empfohlen wird, eine erbsengroße Menge Yamscreme zweimal täglich in die Haut einzureiben. Das ist aber nur ein Richtwert. Die genauere Dosierung kann man letztlich nur durch Ausprobieren herausfinden. Sie hängt vom Alter, dem Gesundheitszustand, von der Art der erwarteten Wirkung und von vorhandenen Krankheiten ab.

Yamscreme kann man in Apotheken und im Internetversand kaufen. Der Preis für eine 50-Gramm-Tube liegt bei 15–20 Euro. Der Inhalt reicht für mehrere Monate.

WICHTIG

Das Geheimnis zur Behandlung typischer Wechseljahrsprobleme bei Frauen und Männern heißt: natürliches Progesteron.
Yamscreme, in die Haut eingerieben, kann der Körper leicht in natürliches Progesteron umwandeln.

Ähnlich wirkende Heilpflanzen und Nahrungsmittel

Typische Beschwerden in den Wechseljahren lassen sich nach der bei vielen Kulturen überlieferten Tradition zusätzlich durch folgende Kräuter und Pflanzennahrungsmittel erfolgreich behandeln:
Bockshornklee (Trigonella foenum) entfaltet bei Frauen eine leicht östrogenartige Wirkung, ohne deswegen gleich zu einer Östrogendominanz zu führen. Bei Männern stärkt es allgemein die körperliche Leistungsfähigkeit. Bei beiden Geschlechtern erhöht Trigonella die Fruchtbarkeit.
Dong Quai (Angelica sinensis), auch als weiblicher Ginseng bezeichnet, hat seit 2000 Jahren seinen festen Platz in der fernöstlichen Heilkunst. Die Pflanze sorgt für einen normalen und regelmäßigen natürlichen Zyklus und fördert das Wohlbefinden während der Wechseljahre.
Erd-Burzeldorn (Tribulus terrestris) wirkt sich bei Frauen günstig auf Fruchtbarkeit und Libido aus.
Gelée Royale entfaltet nach mehreren vorliegenden Studien wohltuend stärkende und verjüngende Wirkung.[41] Selbiges gilt für die wohl am besten erforschte Heilwurzel Ginseng (Panax ginseng).
Die Gojibeere (Lycium barbarum) oder Wolfsbeere genießt in China seit vielen Jahrhunderten hohes Ansehen. Man setzt sie dort vor allem zur Behandlung von sexueller, aber auch körperlicher Schwäche, fehlender Tatkraft und bei Energiemangel ein. Bei uns erlangt die Gojibeere seit einigen

41 Kampitsch/Zippel 2016, S. 168 und die dort angegebene Literatur.

Jahren zunehmend als »Superfood« mit hoher hormoneller Wirksamkeit an Bedeutung.

Der Granatapfel (Punica granatum) gilt seit der Antike als Fruchtbarkeitssymbol. Im Mittelmeerraum genießt er bis heute Ansehen als Jungbrunnen und Energiespender. Die Samen der Frucht eignen sich als natürliche Östrogenspender vor allem für Frauen (Teil IV // Kapitel 20 »Hormonaktive Ernährung«, S. 151).

Leinsamen und Chiasamen sind besonders für Frauen eine den gesamten Hormonstoffwechsel, vor allem die natürliche Östrogenproduktion anregende Powerkost.

Mönchspfeffer (Agnus castus) senkt die Testosteronwerte. Außerdem stärkt dieses Mittel die Funktion der Eierstöcke und der Gebärmutter. Agnus castus erhöht die Fruchtbarkeit bei Frauen insgesamt und zugleich auch die Knochendichte. Deshalb ist es gut bei Knochenbrüchen einsetzbar. Günstige Einflüsse wurden auch auf den Melatoninstoffwechsel festgestellt. Nach zweiwöchiger Einnahme von Mönchspfeffer erhöhte sich die Melatoninausschüttung, und das Schlafverhalten verbesserte sich deutlich.

Die **Traubensilberkerze (Cimifuga racemosa)** bringt den Hormonhaushalt auf natürliche Weise ins Gleichgewicht. Die Heilpflanze aus Nordamerika hilft vor allem gegen Hitzewallungen, Schweißausbrüche und Schlafstörungen während der Wechseljahre.

Die **Sägepalme (Sabal serrulata)** stammt aus den Südstaaten der USA. Ihre Wurzel hat eine antiöstrogene Wirkung. Bei Männern setzt man sie erfolgreich gegen Prostataleiden ein. Extrakt aus Sägepalmen stärkt das Körpergewebe und kann bei Frauen zu einer normalen Form und Funktion der Gebärmutterzellen beitragen. Außerdem wurde bereits früher festgestellt, dass Sägepalme gegen Akne hilft.

Weintrauben (Vitis vinifera), vor allem rote Trauben, gelten wegen des in der Schale hochkonzentriert enthaltenen Resveratrols als wirksames Anti-Aging-Mittel für Frauen und Männer. Resveratrol schützt vor allem die Venen und Blutgefäße, regt das Herz-Kreislauf-System an und stärkt die Krankheitsabwehr.

Eine Ernährung, die reich an **Yamswurzeln** ist, kann helfen, Gesundheitsprobleme durch Östrogendominanz oder durch einen Mangel an Progesteron zu vermeiden. Die Yamswurzel enthält das Sterol Diosgenin, das der Körper ganz einfach in natürliches Progesteron umwandeln kann. Allerdings kann man bei uns nicht überall Yamswurzeln als Gemüse bekommen. Außerdem enthalten aus Gemüseanbau stammende Yamswurzeln weit weniger Diosgenin als wilde Yamswurzeln. Als Alternative bietet sich in solchen Fällen an, auf Yamswurzelcreme zum Einreiben zurückzugreifen.

TIPPS ZUR VORBEUGUNG GEGEN HORMONMANGEL UND ALTERSLEIDEN

Um gegen typische Altersleiden vorzubeugen oder wenn Sie Ihre Hormone auf dem Weg über die Ernährung in einen ausgeglichenen Zustand bringen wollen, bieten sich folgende Ernährungsregeln an – denn jede Mahlzeit bietet die Chance, dem Körper lebensnotwendige Wertstoffe zuzuführen:

- Essen Sie viel Gemüse!
- Verzichten Sie möglichst auf Kuhmilch!
- Essen Sie Nahrungsmittel, die reichlich Wertstoffe enthalten!
- Verzichten Sie auf Zucker und Weißmehlprodukte!

»»» Erfahrungsberichte «««

Probleme mit dem Altern, Schlafstörungen, Bluthochdruck

A. K., Diplomingenieur im Ruhestand, 77 Jahre

»Ich bin Mitglied im Arbeitskreis: gesund leben, *ernähre mich vegetarisch und interessiere mich für Gesundheitsfragen, weil ich einigermaßen gesund alt werden möchte. Ich habe die üblichen Zipperlein, bin aber nicht*

eigentlich krank. Seit vier Monaten nehme ich DHEA [Näheres dazu im Abschnitt »DHEA: Lebenskraft und Langlebigkeit«, *S. 85] und creme mich mit der Yamscreme ein. Ich wollte einfach mal sehen, was passiert.*

Nun, es passiert eine ganze Menge! Ich schlafe deutlich besser als zuvor. Die vorher manchmal leicht zu hohen Blutdruckwerte sind jetzt normal und die Sexualität meldet sich zurück. Ich habe öfters mal Erektionen. Aber da ich allein lebe, weiß ich im Augenblick nicht richtig, wie ich mit diesem Thema umgehen soll, das ich eigentlich in meinem Leben für erledigt gehalten habe. Mein Körper ist nun mal alt und wohl nicht mehr attraktiv für Frauen. Trotzdem mag ich dieses neu erwachte Gefühl von Frische und Kraft. Ich fühle mich einfach wieder lebendiger. Das ist gut so. Ich freue mich darüber und warte einfach ab, wie das Leben weitergeht und was es mit mir vorhat …«

» » »   « « «

Wechseljahrsbeschwerden

Friederike K., kaufmännische Angestellte, 46 Jahre

»Mir macht die Doppelbelastung von Familie und Beruf zu schaffen. Ich fühle mich seit Jahren müde und gleichzeitig überdreht. Nachts schwitze ich so stark, dass ich meinen Pyjama oft mehrfach pro Nacht wechseln muss. Schon mehrere Tage vor der Regel habe ich Kopfschmerzen, mich stört die Fliege an der Wand und mir wird alles zu viel. Zwischendurch treten öfters Schmierblutungen auf. Auf Sex habe ich keine Lust mehr, schon seit längerer Zeit nicht mehr, auch nicht im Urlaub.

Seit rund einem halben Jahr benutze ich die Yamscreme. Eine Freundin hat sie mir empfohlen und ich muss sagen, seit ungefähr drei Monaten fühle ich mich deutlich wohler. Ich schlafe besser, schwitze nicht mehr so stark. Die Zwischenblutungen haben anscheinend aufgehört. Die Lust auf Sex meldet sich ab und zu. Seitdem verstehe ich mich auch mit meinem Partner wieder besser. Ich habe wieder Hoffnung, dass das Leben eben doch nicht nur aus

Stress und Quälerei besteht.«

»»» «««

Übergewicht, Diabetes

Anita B., 38 Jahre

»Schon seit meiner Kindheit bin ich zu dick. Andere Kinder ließen mich nicht mitspielen. Sie verspotteten mich und sagten: ›Hau ab, du kannst ja nicht laufen. Du bist fett!‹ Oder sie beschimpften mich als ›Watschelgans‹ oder ›die Dicke‹. Ich zog mich immer mehr von den anderen zurück, hatte keine Freunde, fühlte mich zurückgestoßen und sehr einsam. Mit der Pubertät wurde das alles nur noch schlimmer. Inzwischen wiege ich um die 130 Kilo. Meine Ausbildung zur Lehrerin musste ich abbrechen, weil die Schüler mich nicht akzeptierten. Deshalb legten meine Ausbilder mir nahe, mich nach einem anderen Beruf umzusehen. Ich lebe jetzt bei meiner Mutter. Sie drängt mich immer wieder, dass ich abnehmen soll. Aber ich schaffe das einfach nicht.

Meine Diabeteswerte sind zu hoch, und mein Hausarzt sagt mir immer wieder, dass ich abnehmen soll. Ich habe mich jetzt einer Frauengruppe angeschlossen. Wir haben dort über Hormone und Nahrungsergänzungsmittel gesprochen, die manchmal helfen sollen, wenn es mit dem Abnehmen nicht funktioniert.

Seit vier Monaten benutze ich Yamscreme und Tryptophan. Seitdem fühle ich mich deutlich wohler und bewege mich jetzt auch viel mehr mit dem Fahrrad und zu Fuß.

Auch habe ich nicht mehr so heftige Heißhungerattacken wie bisher. Insgesamt esse ich weniger, auch weniger Süßigkeiten. Das Ergebnis: vier Kilo Gewicht leichter! Ich habe zum ersten Mal Hoffnung, dass ich meine Probleme in den Griff kriege.«

»»» «««

Übergewicht, Fibromyalgie

Annette R., Büroangestellte, 49 Jahre

»Seit ungefähr fünf Jahren habe ich Übergewicht. Ich platze förmlich aus allen Nähten. Das Schlimmste ist, dass ich überall am Körper Schmerzen habe. Die Ärzte verschreiben mir Tabletten dagegen. Aber nichts hilft wirklich. Ich weiß, dass ich mich zu wenig bewege. Aber wie soll ich das schaffen, auch noch Sport zu treiben neben dem Beruf? Abends bin ich so müde, dass ich oft schon beim Fernsehen einschlafe. Doch dann melden sich die Schmerzen und ich werde davon wieder wach.

Seit ich in einer Frauenselbsthilfegruppe bin, ernähre ich mich von Pflanzenkost und koche wieder selbst für mich, anstatt zur ›Pizzabude‹ zu gehen. Außerdem benutze ich jeden Tag zweimal Yamscreme, morgens und abends. Seitdem fühle ich mich jünger und frischer. Die Waage zeigt schon ein paar Kilo weniger. Das Beste ist aber: Diese dauernden Schmerzen überall im Körper lassen allmählich nach. Ich muss nur noch selten Schmerzmittel nehmen, und ich hoffe, dass ich in Zukunft ganz darauf verzichten kann. Aber das dauert wohl noch eine Weile.«

10

Testosteron: Tatkraft und Genussfähigkeit stärken

Zwar bezeichnet man Testosteron allgemein als männliches Hormon. Doch das stimmt so nicht. Es gibt keine speziell weiblichen oder männlichen Hormone. Denn beide Geschlechter haben, um das nochmals zu betonen, die gleichen Hormone, nur eben in unterschiedlichen Mengen.

Was kann Testosteron?

Beim Mann sorgt Testosteron für die Ausbildung des typisch männlichen Körpers und der männlichen Geschlechtsorgane. Bei beiden Geschlechtern ist Testosteron für den Aufbau von Muskeln, Muskelkraft, Ausdauer, Leistungsfähigkeit und die Lust auf Sex zuständig. Testosteron regt die Fettverbrennung an, hilft, das gefäßschützende HDL-Cholesterin zu bilden, stärkt die Gehirnfunktion und das Immunsystem, sorgt für die Körperbehaarung und das Wachstum des Körpers. Ebenso ist es an der Bildung der roten Blutkörperchen beteiligt und verstärkt die Tatkraft, aggressives Verhalten und Lebensfreude. Es bremst Bluthochdruck und optimiert die Blutzuckerregulierung. Bei Männern ist dieses Hormon außerdem für die Erektionsfähigkeit und die Reifung der Spermien zuständig.

Mangelerscheinungen

Ein Mangel an Testosteron zeigt sich bei Frauen und Männern in nachlassender Freude an Sex, in verminderter Muskelkraft, körperlicher Schwäche, geringerem Selbstwertgefühl, Angst- oder Panikzuständen, Depressionen und dem Gefühl von Sinnlosigkeit. Die körperliche Fitness lässt einfach nach. Man kann nicht mehr so gut Treppen steigen und wird kurzatmig. Bei Männern kommen Potenzstörungen und Prostataprobleme hinzu.

Ob ein Testosteronmangel vorliegt, lässt sich am sichersten durch einen Speicheltest feststellen. Der Ausgleich eines bestehenden Testosteronmangels ist durch Zugabe von natürlichem Testosteron möglich. In den USA kann man dieses Hormon frei kaufen. In Deutschland ist es rezeptpflichtig, muss also vom Arzt verordnet werden. Natürliches Testosteron verursacht übrigens keinen Prostatakrebs,[42] obwohl sich das Gerücht vereinzelt noch immer hält.

Um einen Testosteronmangel zu beheben, gibt es jedoch noch einen anderen, einfacheren Weg, der möglicherweise noch besser wirkt als die direkte Zuführung von Testosteron: Man nimmt DHEA als Nahrungsergänzungsmittel (mehr dazu im Abschitt »DHEA: Lebenskraft und Langlebigkeit«, S. 85). Es ist frei erhältlich und regt die körpereigene Produktion von Testosteron deutlich an.

42 Scheuernstuhl/Hild 2017, S. 98.

WICHTIG

Ein bestehender Testosteronmangel lässt sich am einfachsten durch Einnahme von DHEA ausgleichen. DHEA ist eine Vorstufe des Hormons Testosteron und als Nahrungsergänzungsmittel frei erhältlich. Der Weg, die körpereigene Testosteronproduktion durch Zuführen von DHEA anzuregen, ist einfacher, doch wahrscheinlich ebenso erfolgreich wie die Anwendung von Testosteron

Ähnlich wirkende Heilpflanzen und Nahrungsmittel

Hier finden Sie eine Reihe von Heilpflanzen und Nahrungsmitteln, die sich eignen, die Testosteronproduktion anzuregen und die Manneskraft zu stärken. Dabei handelt es sich nicht um Potenzmittel im eigentlichen Sinne, die sofort wirken, sondern erste Wirkungen treten sanfter auf und sind frühestens nach einwöchiger Einnahme zu erwarten.

Ashwagandha (Withania somnifera) stärkt die Fruchtbarkeit bei Frauen und Männern. Die Schlafbeere gilt außerdem als wirksame Hilfe bei Depressionen, Schlafproblemen, Angst- und Unruhezuständen, Nervosität und allgemeinen Ermüdungserscheinungen. Sie hilft, den Alterungsprozess zu verzögern, den Intellekt anzuregen und die Gedächtnisleistung zu verbessern (s. Abschnitt »Ashwagandha: Alleskönner aus dem Ayurveda«, S. 114).

Bertram (Anacyclus pyrethrum) findet sich schon bei Hildegard von Bingen, aber auch in der ayurvedischen Medizin. Diese hoch geschätzte Heilpflanze ist leistungssteigernd und hat aphrodisierende Wirkung. Sie wirkt entzündungshemmend, antidepressiv, stärkt die Immunabwehr, die Verdauung sowie die Denk- und Lernfähigkeit. Bertram fördert die körperliche Leistungsfähigkeit stark.

Bockshornklee (Trigonella foenum) hat bei Frauen eine leicht östrogenartige Wirkung, ohne deswegen gleich zu einer Östrogendominanz zu führen. Bei Männern stärkt es allgemein die körperliche Leistungsfähigkeit. Bei beiden Geschlechtern erhöht Trigonella die Fruchtbarkeit.

Extrakt aus dem **Chinesischen Raupenpilz (Ophiocordyceps sinensis)** gilt in der östlichen Medizin als äußerst wirksames Mittel, um die Lebenskraft Chi anzuregen. Westliche Untersuchungen bestätigen einen besseren Energieumsatz bei älteren Sportlern und erhöhte Leistungsfähigkeit sowie einen deutlichen Testosteronanstieg schon nach weniger als einer Woche Einnahmedauer.[43] Außerdem konnten entgiftende und antidiabetische Wirkungen festgestellt werden.

Gelée Royale entfaltet nach mehreren vorliegenden Studien eine wohltuend stärkende und verjüngende Wirkung.[44] Selbiges gilt für die wohl am besten erforschte Heilwurzel Ginseng (Panax ginseng). Zu Ginseng finden Sie mehr im Abschnitt »Ginseng regt die Hormonproduktion an«, S. 108.

Die **Gojibeere (Lycium barbarum) oder Wolfsbeere** genießt in China seit vielen Jahrhunderten hohes Ansehen. Man setzt sie dort vor allem zur Behandlung von sexueller, aber auch körperlicher Schwäche, fehlender Tatkraft und bei Energiemangel ein. Bei uns erlangt die Gojibeere seit einigen Jahren zunehmend als »Superfood« mit beachtlicher hormoneller Wirksamkeit Bedeutung.

Der **Granatapfel (Punica granatum)** gilt seit der Antike als Fruchtbarkeitssymbol. Im Mittelmeerraum genießt er bis heute Ansehen als Jungbrunnen und Energiespender.

Die **Große Klette (Arctium lappa)** fand schon in der Traditionellen Chinesischen Medizin (TCM) als Stärkungsmittel Anwendung. Ebenso kennt die indianische Medizin in Nordamerika dieses Mittel. Klette stärkt den ganzen Organismus. Sie erhöht den Testosteronspiegel nachweisbar,[45] wirkt entzündungshemmend und antirheumatisch.

Ingwer (Zingiber officinale) genießt wegen seiner Heilkraft überall hohes Ansehen – ob im Ayurveda, in der Traditionellen Chinesischen Medizin

43 Chen et al. 2010.

44 Kampitsch/Zippel 2016, S. 168 und die dort angegebene Literatur.

45 Cao et al. 2012.

(TCM) oder in den europäischen alternativen Heilmethoden. Er schützt die Leber, wirkt gegen Entzündungen, regt die Heilkräfte an, stärkt die körpereigene Abwehr und verhindert Thrombosen. Vor allem hat er günstige Wirkung auf das männliche Fortpflanzungssystem. In einer Studie mit 75 unfruchtbaren Männern zwischen 19 und 40 Jahren führte die Einnahme von Ingwer innerhalb von 20 Tagen zu einem deutlichen Anstieg des Gesamttestosterons sowie der Spermienqualität und -menge.[46]

Kohl (Brassica) eignet sich, um ein ausgewogenes natürliches Östrogengleichgewicht zu schaffen. Nachweisbar stärkt er die Körperkraft bei Männern und Frauen. Der hohe Anteil an Ballaststoffen fördert die Verdauung und hilft bei Darmerkrankungen. Kohl ist ungewöhnlich reich an Vitaminen und wertvollen Mineralstoffen. Er stärkt die körpereigene Abwehr, hilft gegen Entzündungen und fördert die Wundheilung. Deshalb legte man früher Kohlblätter auf Wunden. Regelmäßiger Kohlgenuss schützt die Blutgefäße und wirkt gegen Arteriosklerose (s. Teil IV // Kapitel 19 , S. 145 ff).

Weintrauben (Vitis vinifera), vor allem rote Trauben, gelten wegen des in der Schale hochkonzentriert enthaltenen Resveratrols als wirksames Anti-Aging-Mittel für Frauen und Männer. Es schützt besonders die Venen und Blutgefäße, regt das Herz-Kreislauf-System an und stärkt die Krankheitsabwehr.

Die **Zwiebel (Allium cepa)** ist randvoll mit wertvollen Gesundheitsstoffen. Zwiebelsaft wirkt hormonähnlich und stärkt die Körperkraft allgemein, auch die sexuelle Kraft bei Männern. Zwiebeln gelten außerdem als natürliche Antibiotika und entgiften den Körper. Wenn Sie sich wünschen, dass Ihre Haut jünger aussieht, ist es günstig, täglich Zwiebeln zu essen. Gegen den Geruch hilft Zitronensaft.

46 Waleed Abid Al-Kadir Meres et al. 2012.

11

DHEA: Lebenskraft und Langlebigkeit

DHEA mit dem Zungenbrechernamen Dehydroepiandrosteron ist ein wichtiges Vorläuferhormon, das vor allem in den Nebennierenrinden gebildet wird. Der Körper kann daraus Testosteron, aber auch Östrogen herstellen. Nur Progesteron kann er daraus nicht gewinnen und muss es daher aus anderen Quellen schöpfen.

Was kann DHEA?

DHEA regelt den Blutzuckerspiegel, den Blutdruck sowie das Herz-Kreislauf-System und hat im Grunde Einfluss auf das ganze Hormonsystem: Die Immunabwehr, das Körpergewicht, unsere Fähigkeit mit Stress umzugehen, Lust auf Sex – das alles hängt von hinreichend vorhandenem DHEA ab. Dieses Vorläuferhormon hat Einfluss auf die Festigkeit unserer Knochen, unsere Körperkraft, Körperform und Fettverbrennung und das Gedächtnis. Es kann uns dazu verhelfen, dass wir uns wohler fühlen, weniger unter Depressionen leiden, besser schlafen, in besserer Stimmung und insgesamt leistungsfähiger sind und mit Krankheiten besser fertig werden.

Mit dem Alter lässt die DHEA-Produktion nach

Frauen produzieren rund ein Fünftel weniger DHEA als Männer. Ein Mangel an DHEA kann zu einem starken Absinken des Testosteronspiegels führen. Bei Männern steigt damit das Risiko für das Entstehen von Prostatakrebs.

Mit dem Älterwerden sinkt der DHEA-Pegel bei Frauen und Männern deutlich ab. Schon bei 40-Jährigen ist er nur noch halb so hoch wie bei 20-Jährigen. Mit 60 sinkt er ab auf 10–20 Prozent der ursprünglich hergestellten Menge. Einiges spricht dafür, dass DHEA tatsächlich eine Art Jungbrunnenhormon ist. Denn Menschen mit hohem DHEA-Spiegel leben nachweislich länger.[47]

Langanhaltender Stress lässt die DHEA-Werte im Körper absinken. Er kann dazu führen, dass die Nebennieren ihre Tätigkeit fast oder ganz vollständig einstellen. Erschöpfung und Burnout-Symptome sind dann oft die Folge.

Dosierung

Als Dosierung wird empfohlen, täglich zwei Kapseln zu 25 mg zu einer Mahlzeit einzunehmen.

Bisherige Untersuchungen haben keine nennenswerten Nebenwirkungen gezeigt. Vereinzelt wurde leichte Akne beobachtet, die aber nach Absetzen von DHEA sofort wieder verschwand.

Bei Bestehen von Krebserkrankungen sollte DHEA vorsichtshalber nicht eingenommen werden, wohl aber zur Vorbeugung gegen Krebs.

DHEA kann man sich vom Arzt verordnen lassen oder rezeptfrei als Nahrungsergänzungsmittel im Internetversandhandel und in Apotheken beziehen.

47 https://www.hormony.de/anti-aging/informationen/66-die-bedeutung.

»»» Erfahrungsberichte «««

Stressfolgen, Burnout, Schlafstörungen

Jürgen W., Bauleiter, 61 Jahre

»In meinem Berufsleben hatte ich mächtig viel Stress um die Ohren. Ein Termin jagte den nächsten. Ich wusste oft kaum noch, wo mir der Kopf stand. Dann ging die Firma meines Chefs in Konkurs. Ich verlor viel Geld dabei, bekam meinen Arbeitslohn nicht regelmäßig ausbezahlt. Ich schlief seitdem schlecht. Am Tage fühlte ich mich gereizt und übellaunig. Es fiel mir schwer, noch irgendwelche wichtigen Entscheidungen zu treffen und mit Kunden ruhig zu verhandeln. Meine Ehe ging den Bach runter. Im Bett tat sich bei mir nichts mehr. Ich hatte genug andere Sorgen.

Meine Frau ist Hebamme. Sie hat mir DHEA als Nahrungsergänzungsmittel besorgt. Außerdem hat sie mir Yamscreme gegeben zum Einreiben. Beide Mittel wende ich seit rund vier Monaten an. Ich stelle fest, dass es mir inzwischen viel besser geht. Mich stört nicht mehr jede Fliege an der Wand. Ich schlafe auch wieder gut und bin am Tage wieder besser in Form. Die beiden Mittel werde ich auf jeden Fall weiter nehmen. Mal sehen, was sie noch bringen.«

»»» «««

Depressionen, Müdigkeit, schlechte Laune

Klaus P., Postangestellter, 49 Jahre

»Seit einigen Jahren habe ich immer öfter schlechte Laune, fühle mich schlapp, müde und depressiv. Ich habe zuerst immer gedacht, ich müsste mal wieder richtig Urlaub machen. Dann wird alles besser. Nach dem Urlaub war aber alles wie vorher. Ich hatte zu nichts mehr Lust. Dann bin ich zu meinem Hausarzt gegangen. Er hat mich gründlich untersucht, aber nichts

Auffälliges gefunden. Die Blutwerte waren alle in Ordnung. Er meinte, ich hätte wohl die Midlifekrise.

Meine Frau hat mir DHEA als Nahrungsergänzungsmittel und dazu eine Tube Yamscreme in die Hand gedrückt. Ich habe zuerst nicht geglaubt, dass mir das hilft, habe es aber probiert. Nach ein paar Wochen ging es mir schon besser. Ich fühlte mich jünger. Alles war fast so wie früher, als das Leben noch Spaß machte. Nun werde ich diese Mittel erst mal weiter benutzen. Mal sehen, ob tatsächlich alles wieder gut wird. Ich habe jedenfalls wieder Hoffnung.«

»»» «««

Übergewicht, Depressionen, Bluthochdruck, chronische Müdigkeit

Der US-Arzt Dr. Michael Platt berichtet in seinem Buch *Die Hormonrevolution* von Rhonda, einer Patientin, die ab ihrem 31. Lebensjahr unter plötzlicher Gewichtszunahme, Bluthochdruck, Depressionen und ständiger Müdigkeit litt. Sie war als Hausfrau und Mutter zweier Söhne nicht mehr in der Lage, ihre alltäglichen Anforderungen, die Haushalt und Familie mit sich brachten, auch nur annähernd zu erfüllen.
Rhonda selbst schildert ihre Situation so:

»Oft gelang es mir nicht einmal, ein Abendessen auf den Tisch zu bringen, geschweige denn anschließend aufzuräumen, also ging ich mit den Kindern zu irgendeinem Imbiss. (Mein Ehemann kam erst um 21 Uhr nach Hause.) Ich hatte ein Verlangen nach Kaffee und nach Zucker, um in die Gänge zu kommen, und das konnte ich in den Fast-Food-Restaurants bekommen. Natürlich hatte ich immer ein schlechtes Gewissen, weil ich den Kindern

kein gutes Essen gab, aber als es endlich Abend war, war ich zu müde, um mich auch noch darum zu kümmern.«[48]

Wie nicht anders zu erwarten, litt auch ihre Partnerschaft unter Rhondas schlechter gesundheitlicher Verfassung. Rhonda schreibt dazu:

»Mein Ehemann war sehr besorgt um mich und meine Gesundheit. Unser Sexualleben kam zum Stillstand, ich hatte keine Lust mehr auf Sex.«

Rhonda vermutet, das könne auch an den Medikamenten gelegen haben, die sie gegen Bluthochdruck und gegen ihre Depression einnehmen musste, oder einfach nur an ihrer Müdigkeit. Jedenfalls war ihre Situation die:

»Ich wollte keinen Sex, ich wollte mich nur hinlegen und ausruhen.«[49]

Platt half seiner Patientin zunächst einmal, ihre Ernährung umzustellen und auf Koffein und Zucker zu verzichten. Dann begann sie mit der Einnahme des Nebennierenhormons DHEA. Außerdem verwendete sie Progesteroncreme und nahm Testosteron und ein natürliches T3-Schilddrüsenpräparat ein.
Der Erfolg stellte sich schnell ein: Plötzlich hatte Rhonda viel mehr Energie, war nicht mehr gereizt und ungeduldig und konnte ihre täglichen Aufgaben wieder besser erfüllen. Sie nahm wieder an gemeinsamen Unternehmungen zusammen mit ihrer Familie teil, lud Gäste zum Essen ein und besuchte Freunde – alles Aktivitäten, die sie davor völlig aufgegeben hatte.

48 Platt 2013, S. 54.
49 Platt 2013, S. 55.

12

Tyrosin: Power für die Schilddrüse

Immer mehr Menschen sind heute den hohen Anforderungen an Konzentrationsfähigkeit und der nervlichen Belastung im Beruf nicht mehr voll gewachsen. Sie fühlen sich lustlos, es fällt ihnen schwer, die täglich anstehenden Entscheidungen zu treffen, und sie leiden unter schlechter Laune. Viele greifen zu Aufputschmitteln, von denen Koffein noch das harmloseste ist. Ärzte verschreiben immer öfter Psychopharmaka, weil ihre Patienten es einfach nicht schaffen, ständig mehr und mehr Leistung zu erbringen. Die Gefahr von Abhängigkeit wächst. Gesund sind solche Lösungen nicht – und auch nicht notwendig. Alternativen stehen zur Verfügung. Tyrosin ist eine von ihnen.

Gute Laune

Tyrosin ist eine Aminosäure, die als natürlicher Bestandteil in vielen proteinhaltigen Lebensmitteln vorhanden ist. Der menschliche Körper braucht sie beispielsweise, um daraus das Schilddrüsenhormon Thyroxin herzustellen, das den Stoffwechsel anregt und unsere Aktivität steigert. Aus derselben Aminosäure stellt der Körper auch den Nervenbotenstoff Dopamin her. Er gehört zu den Hormonen, die allgemein als »Wohlfühlhormone« bezeichnet werden. Von ihrem Vorhandensein hängt unsere Laune ab.

Genau genommen sind es drei belebende Stoffe, die durch ihr Zusammenwirken für Elan und Tatendrang in unserem Organismus sorgen: Dopamin, Noradrenalin und Adrenalin. Unter Experten bezeichnet man diese drei als Katecholamine. Arbeiten sie richtig gut zusammen, so bringt uns das emotional, seelisch und körperlich auf Trab. Sie sorgen für die notwendige Energie, die wir brauchen, um mit Stress umgehen zu können. Mit ihrer Hilfe sind wir imstande, schnell und entschlossen zu handeln, uns zu begeistern, aber auch in Problemsituationen angemessen zu reagieren. Das Trio aus Dopamin, Noradrenalin und Adrenalin hilft uns zugleich auch, geistig wach und konzentrationsfähig zu sein. Wenn Sie sich über längere Zeit hinweg unaufmerksam fühlen oder sich schlecht konzentrieren können, so ist das möglicherweise auf einen Mangel an den drei »Powermachern« zurückzuführen.

Bessere Denkleistung

Tyrosin ist bei solchen Mangelzuständen ein Nahrungsergänzungsmittel, das sich weltweit bewährt hat und rezeptfrei erhältlich ist. Zu Tyrosin gibt es eine Reihe hochinteressanter internationaler Forschungsergebnisse.

Dr. Lorenza Colzato von der niederländischen Universität in Leiden hat mit ihrem Team in mehreren 2014 veröffentlichten Studien herausgefunden, dass Tyrosin die Leistungsfähigkeit des Gehirns deutlich steigern kann. Die an ihrem Versuch beteiligten Testpersonen konnten bessere Denkleistungen vollbringen, wenn sie eine Extraportion Tyrosin im Körper hatten. In einer ähnlich angelegten Studie fand Colzato bestätigt, dass die Einnahme von Tyrosin auch die Reaktionsfähigkeit der Teilnehmer bei Computer-Reaktionstests erhöhte. Die Forscherin empfiehlt eine Nahrungsergänzung mit Tyrosin als preisgünstigen und gesunden Weg, beispielsweise bei Prüfungen ganz legal und ohne gesundheitliche Risiken bessere Ergebnisse zu erzielen.[50] Tyrosin wirkt nicht nur energiesteigernd, sondern hellt zugleich auch die Stimmung auf und erhöht die Widerstandsfähigkeit in psychischen ebenso wie in körperlichen Stresssituationen.

Gegen den Stress

Die U.S. Army führte mehrere Forschungsprogramme durch, die sich mit der Wirkung von Tyrosin befassten. Eine Studie belegte schon 1989, dass Tyrosin die leistungsschwächenden Auswirkungen von Kälte und Sauerstoffmangel ausgleichen kann. Man setzte die Versuchsteilnehmer mehrere Stunden lang Kälte und Sauerstoffmangel aus. Die Versuchspersonen, die zuvor Tyrosin als Nahrungsergänzung in einer starken Dosierung von 100 mg/kg Körpergewicht erhalten hatten, konnten Symptome wie Leistungsschwäche drastisch reduzieren.

Zu ähnlichen Ergebnissen führte eine weitere US-Studie. Hier ließ man die Teilnehmer eine halbe Stunde lang am Computer Aufgaben lösen. Die Raumtemperatur lag während dieses Versuchs entweder bei 4 oder bei 22 Grad Celsius. Die Teilnehmer in der kalten Umgebung schnitten mit ihren Leistungen deutlich schlechter ab als diejenigen, die bei Zimmertemperatur gearbeitet hatten. Doch das Erstaunliche war: Die Einnahme von Tyrosin konnte die nachteilige Kältewirkung ausgleichen. Nach der Einnahme glichen sich die Ergebnisse der Gruppe, die in der Kälte gearbeitet hatte, denen der Gruppe in der warmen Umgebung an.

Tyrosin gegen Depressionen

Schon 2003 hatten Forscher in den USA die Wirkung verschiedener Aufputschmittel nach Schlafentzug untersucht. Sie gaben den Versuchsteilnehmern Tyrosin, Koffein, das Psychostimulans Phentermin oder das in der

50 Colzato et al. 2014, 2015.

Droge »Speed« enthaltene D-Amphetamin. Alle genannten Substanzen konnten die Denkleistungen trotz Schlafentzugs verbessern, auch Tyrosin. Zwar erwies sich das Tyrosin als nicht ganz so stark wie der Speed-Stoff D-Amphetamin. Dafür ist es aber harmlos und führt nicht zu Abhängigkeit.

US-Wissenschaftler konnten feststellen, dass Tyrosin die Leistungsfähigkeit von nachts arbeitenden Menschen zumindest zeitlich begrenzt erhöht. Eine Studie der Vrije Universiteit Amsterdam fand heraus, dass Tyrosin bei Stress sogar kurzfristig den Blutdruck senkt.

Wir haben bei unseren Tests im *Arbeitskreis: gesund leben* mit relativ geringen Dosierungen von 1–3 Kapseln Tyrosin zu 500 mg gearbeitet und damit recht ansehnliche Ergebnisse erreicht. So berichtete beispielsweise eine 61-jährige Frau, die seit mehreren Jahren unter leichten Depressionen und unter Migräne litt, mit dieser Dosis schon nach wenigen Wochen über eine deutliche Besserung ihres Befindens.

Dosierung

Wenn Sie sich ausgelaugt, kraftlos und erschöpft fühlen, ist die Einnahme von 500–1000 mg Tyrosin zu empfehlen;[51] das sind 1–2 Kapseln – am besten in der Zeit von morgens bis mittags. Nach 15 Uhr nachmittags sollte man Tyrosin nicht mehr einnehmen, um Schlafstörungen in der Nacht zu vermeiden. Falls Sie feststellen, dass Sie nach Einnahme von Tyrosin schlecht schlafen, sollten Sie Ihre Dosis verringern oder ganz auf die Einnahme verzichten.

Während einer Schwangerschaft ist es besser, auf Tyrosin zu verzichten.

Wenn Sie Antidepressiva oder Medikamente gegen Parkinson einnehmen, sollten Sie mit Ihrem Arzt sprechen, bevor Sie Tyrosin einnehmen.

Gut kombinieren können Sie die Einnahme von Tyrosin mit Ginseng, wenn es Ihnen an körperlicher oder geistiger Energie fehlt, beispielsweise

51 Ross 2016, S. 132.

nach längerer Erkrankung oder auf Grund hohen Alters. Mehr dazu finden Sie im Abschnitt »Ginseng regt die Hormonproduktion an«, S. 108.

Ähnlich wirkende Heilpflanzen und Nahrungsmittel

Die folgenden Nahrungs- und Nahrungsergänzungsmittel wirken ähnlich wie Tyrosin. Sie können zusätzlich zu Tyrosin angewandt werden, um die Wirkung dieses Mittels zu verstärken. Sie schaffen aber auch geeignete Alternativen zu Tyrosin, mit denen Sie möglicherweise auf Tyrosin verzichten können. Probieren Sie selbst, die für Sie beste Lösung herauszufinden!

Amaranth, auch »Gold der Inkas« genannt, ist eine getreideähnliche Pflanze. Sie bildet Samenkügelchen, die eine außerordentlich günstige Nährstoffzusammensetzung haben. Mit ihrer Hilfe ist der Körper in der Lage, das Wohlfühlhormon Serotonin zu bilden. Das Amaranth-Eiweiß hat hohen biologischen Wert. Die Samenkörner enthalten reichlich Öl aus ungesättigten Fettsäuren, die als Gefäßschutz und für die körpereigene Krankheitsabwehr von Bedeutung sind. Im Vergleich zu den Getreidearten enthält Amaranth ein Vielfaches an wichtigen Mineralstoffen (Teil IV // Kapitel 19, S. 139.)

Ashwagandha (Withania somnifera) stärkt die Fruchtbarkeit bei Frauen und Männern. Die Schlafbeere gilt außerdem als wirksame Hilfe bei Depressionen, Schlafproblemen, Angst- und Unruhezuständen, Nervosität und allgemeinen Ermüdungserscheinungen. Sie hilft, den Alterungsprozess zu verzögern, den Intellekt anzuregen und die Gedächtnisleistung zu verbessern (s. Abschnitt »Ashwagandha: Alleskönner aus dem Ayurveda«, S. 114).

Die **Gojibeere (Lycium barbarum) oder Wolfsbeere** genießt in China seit vielen Jahrhunderten hohes Ansehen. Man setzt sie dort vor allem zur Behandlung von sexueller, aber auch körperlicher Schwäche, fehlender Tatkraft und bei Energiemangel ein. Bei uns erlangt die Gojibeere seit einigen Jahren zunehmend als »Superfood« mit hoher hormoneller Wirksamkeit Bedeutung.

In China nennt man **Jiaogulan (Gynostemma pentaphyllum)** das »Kraut der Unsterblichkeit«. Mehrere neue Studien bestätigen, dass es die Kraft und Ausdauer bei Belastung deutlich verbessert. Außerdem erhöht die Pflanze die körpereigene Krankheitsabwehr und hilft gegen Übergewicht. Die Blätter werden als Tee getrunken. Die Pflanze selbst kann man bei uns manchmal auf Märkten kaufen. Sie ist problemlos in Töpfen zu ziehen. Man kann aber auch den fertigen Tee kaufen.[52]

Kohl (Brassica) eignet sich, um ein ausgewogenes natürliches Östrogengleichgewicht zu schaffen. Nachweisbar stärkt es die Körperkraft bei Männern und Frauen. Der hohe Anteil an Ballaststoffen fördert die Verdauung und hilft bei Darmerkrankungen. Kohl ist ungewöhnlich reich an Vitaminen und wertvollen Mineralstoffen. Er stärkt die körpereigene Abwehr, hilft gegen Entzündungen und fördert die Wundheilung. Deshalb legte man früher Kohlblätter auf Wunden. Regelmäßiger Kohlgenuss schützt die Blutgefäße und wirkt gegen Arteriosklerose. Kohlgemüse gilt übrigens als einer der besten Freunde der Schilddrüse! (Teil IV // Kapitel 19, Abschnitt über Sauerkraut, S. 145).

Quinoa, das »Korn der Inkas«, gilt als eine der ältesten Kulturpflanzen der Menschheit. Verwendet werden die Samenkörner wegen ihres hohen ernährungsphysiologischen Wertes. Sie sind wegen ihres wertvollen Eiweißgehalts geschätzt, vor allem weil sie reichlich lebenswichtige Aminosäuren und weitere für die Serotoninherstellung notwendige Bausteine enthalten. Die Pflanze ist kein Getreide, sondern ein Reismeldegewächs, das eher mit Spinat, Mangold und Roter Bete verwandt ist und kein Gluten enthält (Teil IV // Kapitel 19, Abschnitt »Quinoa: eine der ältesten Kulturpflanzen der Menschheit«, S. 139.)

Einzelne Inhaltsstoffe des **Spinats** haben dieses besonders für die Schilddrüse wertvolle Gemüse zeitweise in Verruf gebracht. Zu Unrecht, wie man inzwischen weiß. Darauf zu verzichten, wäre falsch. Spinat enthält reichlich Nährstoffe, die von der Schilddrüse dringend gebraucht werden, zum Bei-

52 Harnisch 2010, S. 61 ff.

spiel bioaktives Jod. Bei Kropf, Knoten oder Tumoren in der Schilddrüse sind gerade sie wichtig für die Heilung.[53]

Weitere tyrosinhaltige Lebensmittel sind Haferflocken, weiße Bohnen, Erbsen, Sojabohnen, Kabeljau, Fleisch, Käse, Erdnüsse und Kochschinken.

»»» Erfahrungsberichte «««

Konzentrationsschwierigkeiten vor Prüfungen

Lara N., Schülerin, 18 Jahre
»Vor den Abiturprüfungsarbeiten hatte ich richtig Angst. Ich war nicht gut drauf, fühlte mich müde, konnte mich nicht gut konzentrieren und das Denken fiel mir schwerer als sonst. Meine Mutter hat mir zu dieser Zeit morgens immer eine Kapsel Tyrosin gegeben. Damit fühlte ich mich viel frischer und leistungsfähiger, hatte kaum noch Angst vor den Prüfungen, und das Abitur habe ich dann auch ganz prima bestanden.«

»»» «««

Konzentrationsprobleme bei Nachtschichtarbeit

Kurt B., Logistikleiter in einem Großbetrieb, 56 Jahre
»Seit vielen Jahren muss ich regelmäßig in Nachtschicht arbeiten. Ich bin verantwortlich, dass der Versand für den nächsten Tag vorbereitet und organisiert wird. Dazu muss ich die ganze Nacht lang meine Sinne zusammenhaben. In letzter Zeit merke ich oft, dass ich zwischendurch müde werde und mich nicht mehr gut konzentrieren kann. Kaffee hilft da auch nicht mehr. Ein Kollege hat mir empfohlen, Tyrosin einzunehmen. Da er selbst damit gute Erfahrungen gemacht hat, habe ich das Mittel probiert

53 William 2017, S. 346.

und nehme es jetzt regelmäßig ein. Ich fühle mich damit viel frischer, ermüde nicht mehr so leicht und kann mich wieder besser auf meine Arbeit konzentrieren.«

»»» «««

Migräne, hormonell bedingtes Übergewicht

Ein weiterer Fall aus der Praxis von Dr. Michael Platt ist Karen H., eine Frau etwa Mitte 50. Sie litt ihr Leben lang drei- oder viermal pro Monat unter Migräneanfällen. Die Ärzte hatten ihre Kopfschmerzen nie als Migräne angesehen, da sie keine »Aura« sah und nicht lichtempfindlich war. Manchmal waren ihre Schmerzen so unerträglich, dass sie sich übergeben musste. Mehrfach hatte sie den Notdienst in Anspruch nehmen müssen und war mit starken Schmerz- und Beruhigungsmitteln behandelt worden. Man hatte ihr gesagt, dass die Kopfschmerzen mit den Wechseljahren verschwinden würden. Aber sie blieben. Besserung trat später durch die Behandlung mit Migränemitteln ein. Karen hatte jedoch den Eindruck, dass die Mittel die Schmerzen nur überdeckten, nicht aber die Ursache des Übels beseitigten.

Karen H. berichtet selbst über den weiteren Verlauf der Geschichte ihres Leidens:

»In der Zwischenzeit gewöhnte ich mir das Rauchen ab. Dadurch und durch das Einsetzen der Menopause nahm ich 25 Kilo zu. Das war beängstigend! Ich war immer schlank, ja dünn gewesen, und obwohl ich gerne noch 5 Kilo weniger gewogen hätte, hatte ich eigentlich nie ein Gewichtsproblem. Aber die 25 Kilo machten mir richtig Angst. Ich sah matronenhaft aus, fühlte mich alt und hatte keine Ahnung, ob ich dieses Gewicht jemals wieder abnehmen würde.«[54]

54 Platt 2013, S. 66.

Platt behandelte Karen mit Progesteron, natürlichen Schilddrüsenhormonen und DHEA.

In den folgenden Wochen und Monaten verlor sie »so schnell an Gewicht wie nie zuvor« und »die Pfunde purzelten nur so.« Sie selbst beschreibt die Gewichtsabnahme als »irgendwie anders« als sonst und nahm in nur 3 Monaten 16 Kilo ab. In den darauf folgenden 20 Monaten hatte sie keine Kopfschmerzen mehr – trotz oder wegen ihrer Diät, und sie sah keinen Grund, »warum das nicht auch so bleiben soll!«.[55]

WICHTIG

Tyrosin

- wirkt gegen Energielosigkeit
- erhöht die Entscheidungsfähigkeit
- aktiviert die Denk- und Konzentrationsfähigkeit

55 Platt 2013, S. 67.

13

Melatonin: Guter Schlaf hält jung

Melatonin ist als Hormon eine Art körpereigenes Schlafmittel, das bei Dunkelheit in der Zirbeldrüse produziert wird. Erst seit wenigen Jahrzehnten weiß man, dass dieses Hormon eine der vielseitigsten und wirkungsstärksten Substanzen in unserem Körper ist. Es spielt eine wichtige Rolle dabei, unsere Gesundheit und unser Wohlbefinden aufrechtzuerhalten. Melatonin wirkt indirekt auf alle Organe, regelt den Hormonspiegel insgesamt und hält das Gleichgewicht zwischen den unterschiedlichen Hormonen aufrecht.

Der überraschende Erfolg dieser Substanz begann in den USA. Dort gilt Melatonin als Nahrungsergänzungsmittel, das ebenso wie in der Schweiz und den Niederlanden frei verkäuflich ist. In Deutschland gilt es als Arzneimittel, das unter dem Namen Circadin auf Rezept gegen Schlafstörungen und Jetlag erhältlich ist. Im Internethandel kann Melatonin frei bezogen werden.

Das National Institute of Health (oberste Gesundheitsbehörde in den USA, entsprechend etwa dem Bundesgesundheitsamt) hat zu Melatonin mehrere Studien durchgeführt. Sie alle kommen zu dem Ergebnis, dass die Einnahme von Melatonin unbedenklich ist und keine Nebenwirkungen hat. Schon zuvor hatte dasselbe Institut darauf hingewiesen, dass andere Schlafmittel schnell zu Abhängigkeit führen können, die Traumphasen im

Schlaf beeinträchtigen und bei längerem Gebrauch an Wirkung verlieren. Bei Melatonin tritt keine dieser Nebenwirkungen auf.

Melatonin ist längst nicht nur ein natürliches Schlafmittel, das den Biorhythmus wiederherstellt, wo er gestört ist, zum Beispiel durch Fernreisen oder wechselnde Nachtschichtarbeit. Nach dem neueren Stand der Forschung ergibt sich eine bemerkenswerte Vielfalt von Anwendungsmöglichkeiten für dieses Hormon: als Schutz gegen freie Radikale, zur Stärkung des Immunsystems, zur Regelung von Blutdruck und Cholesterinspiegel, im Einsatz gegen Krebs und Aids, vor allem aber als Mittel gegen den Alterungsprozess und um die eigene Lebensuhr zurückzudrehen.

Dauerhafte Jugendlichkeit: ein Wunschtraum?

Dr. William Regelson, ein bekannter US-Altersforscher, schreibt im Vorwort zu seinem Buch über Melatonin:

> *»Ich bin siebzig Jahre alt. Zu meiner Überraschung bin ich mir plötzlich meiner Sterblichkeit bewusst geworden. Ich kann es mir nicht leisten, weitere dreißig Jahre zu warten. Ich möchte nicht zusehen, wie meine Kreativität, meine Fähigkeit, die Schönheit dieser Erde zu genießen, und die sinnliche Freude meines Körpers durch einen Prozess zerstört werden, den unsere Untersuchungen uns als reversibel und gar als vermeidbar darstellen.«*[56]

Zusammen mit anderen Experten weckt Regelson die begründete Hoffnung, den Alterungsprozess mithilfe von Melatonin stoppen oder jedenfalls deutlich verzögern zu können. Melatonin ist ein Stoff, den der Körper selbst bilden kann. Doch er braucht auch Zufuhr über die Nahrung. Die körpereigene Produktion dieses Hormons der Zirbeldrüse lässt in höheren Lebensjahren – ab 45 – stark nach und löst dann den Alterungsprozess mit all seinen nachteiligen Folgen aus. Zu Schlaflosigkeit, erhöhter Anfälligkeit

56 Pierpaoli/Regelson 1996.

gegen Krebs und anderen typischen Zivilisationserkrankungen kommt es durch den Alterungsprozess. Dasselbe gilt für die Verminderung der geistigen ebenso wie der sexuellen Kraft, der Freude und Erlebnisfähigkeit überhaupt. Sie alle treten als Folge des Alterns auf. Diesen Prozess aufhalten oder gar umkehren zu können, ist einer der größten Träume der Menschheit.

Steckt hinter Melatonin ein unerfüllbarer Wunschtraum? Vielleicht ist es doch mehr, was Anlass zu hoffen gibt. In den USA setzt man dieses Mittel schon seit mehreren Jahrzehnten weit verbreitet als verjüngende und schlaffördernde Anti-Krebs-Nahrungsergänzung ein – offenbar mit bemerkenswertem Erfolg. Man bekommt Melatonin dort in jedem Supermarkt. Als Schlafmittel eingesetzt bietet es den Vorteil, dass es im Gegensatz zu den üblicherweise verordneten Pharmamitteln nicht zu Abhängigkeit führt.

Die wichtigsten Forschungsergebnisse

Obwohl Melatonin für die Gesundheit der Menschen von Bedeutung zu sein scheint, stecken die Forschungen dazu noch in den Anfängen. Das Thema stößt in der Pharmaindustrie offenbar kaum auf Interesse, da Melatonin als körpereigene Substanz nicht patentierbar ist. Außerdem käme damit ein kostengünstiges Produkt auf den Markt, das zu den viel einträglicheren Pharma-Schlaf- und Beruhigungsmitteln in Konkurrenz treten würde. Dass diese Pharmamittel schnell zu Abhängigkeit führen können und weitere unangenehme Nebenwirkungen haben, interessiert dabei nicht: Es geht ums Geld.

Gut durch mehrere kontrollierte Doppelblindstudien gesichert ist die schlaffördernde Wirkung von Melatonin. So erhielt beispielsweise eine Gruppe gesunder Personen in mittlerem Alter in einem Schlaflabor 1 mg Melatonin pro Tag bzw. pro Nacht. Im Vergleich mit einer Placebogruppe ließen sich eine längere Schlafdauer und eine bessere »Schlafeffizienz« feststellen.[57] In einer anderen Studie gab man jungen Erwachsenen über

57 Attenburrow et al. 1996.

den Tag verteilt 5 mg Melatonin. Besonders am Abend hatte die Dosis eine »schlafanstoßende Wirkung«. Außerdem konnte man eine Absenkung der Körpertemperatur feststellen.[58] Nachgewiesen ist auch die Wirkung von Melatonin bei Flugpersonal, das unter Jetlag litt. Gab man den Betroffenen am Ende ihrer Reise drei Tage lang je 5 mg Melatonin, so traten kaum noch Symptome auf.[59]

Allein in den USA nehmen mehrere Millionen Menschen Melatonin regelmäßig ohne ärztliche Verordnung ein.[60] Vergleichbare Zahlen für Europa sind nicht bekannt. Doch es ist kaum anzunehmen, dass sich so viele Menschen freiwillig auf eigene Kosten zu solchen Maßnahmen entschließen würden, wenn sie nicht einen »handfesten« gesundheitlichen Nutzen davon hätten.

Zu wünschen wären mehr verlässliche Studien zur Melatoninwirkung vor allem bei älteren Menschen mit Schlafstörungen und über eine lebensverlängernde Wirkung. Noch sind sie nicht in Sicht. Doch immerhin liegen zahlreiche Erfahrungsberichte Einzelner vor – auch aus unserem *Arbeitskreis: gesund leben.* Hinzu kommen die Berichte namhafter international bekannter Melatoninforscher wie Walter Pierpaoli und William Regelson. Die beiden eher nüchtern-sachlichen Forscher können ihre Begeisterung angesichts der Ergebnisse ihres Forschungsprojekts nur schwer verbergen. Sie entwickeln eine Vision zur künftigen Gesundheitssituation der Menschen:

> *»Das wirklich Wunderbare an Melatonin ist die große Wirkung, die es auf unsere und auf zukünftige Generationen haben wird. Wir begeben uns auf ein gemeinsames Abenteuer und sind die erste Generation, die die Macht hat, die Krankheiten und Schwächen zu vermeiden, die als typisch für eine ›normale‹ Alterung gelten. Zum ersten Mal haben wir die Macht, unsere Jugendlichkeit zu bewahren und unser ganzes Leben lang kräftig und munter*

58 Tzischinsky/Lavie 1994.

59 Arendt et al. 1986.

60 Lamberg 1996.

zu bleiben. Zum ersten Mal können wir nicht nur den körperlichen Verfall vermeiden, der mit der Alterung verbunden ist, sondern wir sind in der Lage, den Alterungsprozess hinauszuzögern und sogar umzukehren.«[61]

Nebenwirkungen?

Bislang sind keinerlei Nebenwirkungen von Melatonin bekannt. Wissenschaftler erhielten von Behörden den Auftrag, in Versuchen die Verträglichkeit hoher Dosierungen zu testen. Das Ergebnis: Selbst mit großen Mengen des Hormons gelang es ihnen nicht, irgendwelchen Schaden anzurichten. Lediglich in einer Studie wurde bei extrem hohen Dosierungen vereinzelt über Magenbeschwerden berichtet. Man hatte die Versuchsteilnehmer über mehrere Wochen mit mehreren Gramm Melatonin täglich gefüttert. Üblich sind Dosierungen von 0,1–0,3 mg. Die Beschwerden klangen nach Absetzen der unmenschlichen Dosierungen schnell wieder ab.[62]

Besonders geeignet ist Melatonin zur Nahrungsergänzung bei alten Menschen. Mehrere Studien haben ergeben, dass das Hormon die Nervenzellen im Gehirn vor schädlichen Sauerstoffverbindungen (freie Radikale) und vor Entzündungen schützt. Beide Merkmale sind typisch bei neurodegenerativen Erkrankungen wie Parkinson und Alzheimer, aber auch bei Schlaganfällen. Ein hoher Melatoninspiegel scheint den krankhaften Verlust von Nervenzellen im Gehirn aufhalten zu können.[63]

Melatonin wird in unserem Körper übrigens aus Serotonin gebildet, das als Wohlfühlhormon bekannt ist. Wer also unter einem Serotoninmangel und deshalb unter dauerhaft schlechter Stimmung leidet, bei dem könnte es früher oder später auch zu einem Melatoninmangel kommen. Depressive Verstimmung und Schlaflosigkeit treten wie Zwillinge häufig zusammen

61 Pierpaoli/Regelson 1996 (Nachwort).

62 *DER SPIEGEL* 34/1995.

63 Zentrum der Gesundheit, 22.7.2017, https://www.zentrum-der-gesundheit.de/melatoninspiegel-natuerlich-erhoehen.html

auf. Deshalb lässt sich Melatoninmangel oft auch mit Tryptophan, dem Mittel gegen Serotoninmangel, beheben.

Dosierung

Die Melatoninforscher Dr. Walter Pierpaoli (Schweiz/Italien) und Dr. William Regelson (USA) empfehlen, bei Schlafstörungen Dosierungen von 1 mg Melatonin bis zu insgesamt 5–6 mg pro Tag abends kurz vor dem Schlafengehen einzunehmen. Dabei sollte man mit 1–2 mg beginnen und die Dosis bei Bedarf von Abend zu Abend steigern.

Bitte beachten: Wenn Sie feststellen, dass Sie sich am Morgen nach der Einnahme von Melatonin nicht so richtig wach fühlen, war Ihre abendliche Dosis möglicherweise zu hoch. Reduzieren Sie die Einnahmemenge in diesem Fall schrittweise um jeweils 1 mg, bis Sie sich morgens wieder hellwach fühlen. Es kann eine Weile dauern, bis man das richtige Maß gefunden hat. Auch kann sich der persönliche Bedarf verändern. Mitunter wird nach ein paar Wochen oder Monaten die Eigenproduktion an Melatonin wieder angekurbelt, so dass die Einnahmedosis reduziert werden kann. Haben Sie ruhig den Mut, auszuprobieren und die Einnahmemenge zu verändern. Schaden können Sie damit nicht anrichten.

Für eine Melatonin-Ersatztherapie zur allgemeinen Verjüngung empfehlen Pierpaoli und Regelson, sich bei der Dosierung am Lebensalter zu orientieren.

Alter in Jahren	Melatonindosierung
40–44	1 mg vor dem Zubettgehen
45–54	1–2 mg vor dem Zubettgehen
55–64	2–3 mg vor dem Zubettgehen
65–74	3–6 mg vor dem Zubettgehen
ab 75	4–6 mg vor dem Zubettgehen

Auch wenn ein Schaden oder unangenehme Nebenwirkungen nicht zu erwarten sind, sollte nach Pierpaoli und Regelson die tägliche Dosis 6 mg nicht übersteigen.[64] Andere Forscher geben höhere Dosierungen an.

Kinder und Jugendliche produzieren normalerweise genug körpereigenes Melatonin. Sie brauchen es deshalb im Allgemeinen nicht einzunehmen.

Schwangere und stillende Mütter sollten kein zusätzliches Melatonin einnehmen, da ein möglicher Einfluss auf das entstehende Leben und auf Säuglinge bislang nicht erforscht wurde.

Wenn Sie abends Melatonin eingenommen haben, sollten Sie anschließend nicht Auto fahren, da die Aufmerksamkeit herabgesetzt sein kann.

Ähnlich wirkende natürliche Heilmittel und Nahrungsmittel

Mit den folgenden natürlichen Heilmitteln und Nahrungsmitteln können Sie Melatonin entweder ergänzen, ersetzen oder die beabsichtigte Wirkung verstärken – ganz nach Bedarf.

Ashwagandha (Withania somnifera) sorgt für angstfreie Entspannung und schafft gute Voraussetzungen für ruhigen Schlaf. Außerdem stärkt es die Fruchtbarkeit bei Frauen und Männern. Die Schlafbeere gilt außerdem als wirksame Hilfe bei Depressionen, Angst- und Unruhezuständen, Nervosität und allgemeinen Ermüdungserscheinungen. Sie hilft, den Alterungsprozess zu verzögern, den Intellekt anzuregen und die Gedächtnisleistung zu verbessern (s. Abschnitt »Ashwagandha: Alleskönner aus dem Ayurveda«, S. 114).

Brokkoli gilt als Multitalent für die Gesundheit. Das Gemüse enthält jede Menge Vitamine und Spurenelemente in bioverfügbarer Form, die das gesamte Hormonsystem in Schwung bringen, vor allem die Schilddrüse. Brokkoli ist Hormon-Powerfood und sollte deshalb zum regelmäßigen Speiseplan gehören.

64 Pierpaoli/Regelson 1996.

GABA sorgt nach Stress schnell für Ruhe im Körper und schafft damit die notwendigen Voraussetzungen, um entspannt schlafen zu können (s. Abschnitt »GABA für mehr innere Ruhe«, S. 111).
Mönchspfeffer (Agnus castus) senkt die Testosteronwerte. Außerdem stärkt dieses Mittel die Funktion der Eierstöcke und der Gebärmutter. Agnus castus erhöht die Fruchtbarkeit bei Frauen insgesamt und zugleich auch die Knochendichte. Deshalb ist es gut bei Knochenbrüchen einsetzbar. Günstige Einflüsse wurden auch auf den Melatoninstoffwechsel festgestellt. Nach zweiwöchiger Einnahme von Mönchspfeffer erhöhte sich die Melatoninausschüttung, und das Schlafverhalten verbesserte sich deutlich.
Tryptophan fördert das Serotonin als wichtige Voraussetzung für guten Schlaf (s. Abschnitt »Serotonin: Wohlfühlhormon Nr. 1«, S. 59).

»»» Erfahrungsberichte «««

Schlafstörungen, Bluthochdruck, Konzentrationsschwierigkeiten

Karin S., Geschäftsführerin in einem mittelständischen Unternehmen, 55 Jahre
»Schon seit Jahren schlafe ich nachts schlecht. Ich kann einfach nicht abschalten. Ungelöste Probleme des vergangenen Arbeitstages gehen mir dann durch den Kopf. Ich stehe zwischendurch oft auf, setze mich an den Schreibtisch oder vor den Computer oder mache mir Notizen für den nächsten Arbeitstag. Ab und zu nehme ich eine Schlaftablette, um am nächsten Tag überhaupt einigermaßen ausgeschlafen zu sein. Mein Hausarzt hat mich davor gewarnt, abhängig von Schlafmitteln zu werden. Ich hoffe, bis jetzt alles im Griff zu haben.

In längeren Meetings merke ich oft, dass meine Fähigkeit, mich auf Gespräche zu konzentrieren, deutlich nachlässt. So also sieht das Alter aus, denke ich manchmal, und fürchte mich davor, dement zu werden. Meine Mutter war im Alter dement und ist letztlich wohl an dieser Krankheit gestorben.

Eine gute Freundin, mit der ich über solche sehr persönlichen Fragen sprechen kann, hat mir verraten, was sie gegen das Altern unternimmt. Seit einigen Monaten nehme ich nun Progesteroncreme, DHEA, Melatonin und Tryptophan. Meine Schlafstörungen sind zwar noch nicht weg, aber doch deutlich besser geworden. Ich fühle mich insgesamt frischer und jünger, habe wieder mehr Freude an der Arbeit, auch am Umgang mit Menschen.«

»»» «««

Jetlag, Schlafstörungen, Störungen der Monatsregel

Ilse J., Flugbegleiterin, 27 Jahre

»Zu meinem beruflichen Aufgabenfeld gehört es, Flugreisen in verschiedene Kontinente zu begleiten. Von Beginn dieser Tätigkeit an hatte ich Schwierigkeiten mit der Anpassung an unterschiedliche Zeitzonen. Ich fühlte mich tagelang unausgeschlafen, reizbar und nervös. Diese Schwierigkeiten haben sich im Laufe der Jahre weiter verstärkt. Ich leide jetzt unter massiven Schlafstörungen und Problemen mit meiner Regel (Zwischenblutungen). Mein Hausarzt hat mir Circadin verschrieben [Retard-Melatoninpräparat mit verzögerter Wirkung]. Ich nehme davon jeden Abend eine Tablette. Seitdem schlafe ich deutlich besser, fühle mich am nächsten Tag auch ausgeruhter und die Schwierigkeiten mit meiner Regel werden anscheinend auch besser. Ich nehme dieses Medikament jetzt seit drei Monaten. Nebenwirkungen habe ich bislang nicht feststellen können.«

14

Ginseng regt die Hormonproduktion an

Ist Ginseng Superfood? Oder eher ein Nahrungsergänzungsmittel? Ein Heilmittel? Jedenfalls handelt es sich bei der vorwiegend auf südkoreanischen Plantagen gezüchteten Wurzel um eine der weltweit besterforschten Heilpflanzen. Sie ist hervorragend geeignet, das körpereigene Hormonsystem anzuregen und zu stabilisieren.

Leistungssteigerung ohne Doping

Spitzensportler erhöhen ihre Leistung nachweisbar, wenn sie Ginseng einnehmen. Sie verstoßen damit nicht gegen Dopingregeln. Soldaten der früheren Sowjetarmee kämpften mit Ginseng besser und ausdauernder. Studenten der Universität Freiburg konnten in Aufmerksamkeitstests ihre Reaktionsfähigkeit um bis zu 80 Prozent verbessern. Krankenschwestern im Nachtschichtdienst blieben frischer, ruhiger. Sie reagierten im Test schneller und wacher, wenn man ihnen Ginseng gab.[65]

65 Vgl. Harnisch 1998 und die dort angegebene Literatur.

Wogegen hilft Ginseng?

Die Zahl der internationalen wissenschaftlichen Forschungsarbeiten über die Heilwirkung der Ginsengwurzel geht in die Hunderte. Hier folgt ein Überblick über die wichtigsten Ergebnisse:

Ginseng hat offensichtlich fiebersenkende und entzündungshemmende Wirkung. Außerdem ließen sich schmerzstillende Eigenschaften nachweisen. In Modellversuchen gelang es, eine Erhöhung des Harnsäurespiegels zu verhindern. Letztere ist typisch für Gichterkrankungen. Bei Rheumapatienten konnte man Gelenkneuralgien lindern. Unter Einfluss von Ginseng zeigten sich Besserungen bei Koordinationsstörungen zwischen rechter und linker Gehirnhälfte. Ginseng unterstützt die Blutbildung aktiv. Bei Patienten, die unter verschiedenen Formen von Blutarmut (Anämie) litten, besserte sich der Blutzustand deutlich. Bei frisch Operierten, die nach einem größeren chirurgischen Eingriff Ginseng erhielten, nahm die Zahl der roten Blutkörperchen wesentlich schneller zu als bei einer Vergleichsgruppe. Bei allergischem Asthma und bei Bluthochdruck konnten in ersten Untersuchungen eindrucksvolle Erfolge nachgewiesen werden.[66]

In einer Studie, die an einem Hamburger Krankenhaus durchgeführt wurde, behandelte man 30 Patienten neun Wochen lang mit täglich zweimal 0,5 g Ginsengextrakt. Der Erfolg zeigte sich vor allem in einem Nachlassen typischer Stresssymptome wie Nervosität und ständiger Müdigkeit. Die Gedächtnisleistungen und die Konzentrationsfähigkeit erhöhten sich beträchtlich. Psychisch bedingte Kreislaufstörungen ließen nach oder verschwanden völlig.[67]

In einer Langzeitstudie in Bern testete man die Wirkung von Ginseng auf die Psyche alter Menschen. 51 Versuchsteilnehmer erhielten drei Monate lang Ginseng. Bei 41 von ihnen zeigte sich eine deutliche Verbesserung der

66 Zu bisher vorliegenden Forschungsergebnissen vgl. Harnisch 1998, S. 99.

67 Bettermann 1981, Harnisch 1998, S. 80.

körperlichen Leistungsfähigkeit, des Gedächtnisses, der Konzentration, der psychischen Belastbarkeit und der Stimmung.[68]

Ginseng – ein Universalheilmittel?

Die Traditionelle Chinesische Medizin sieht in Ginseng ein universelles Heilmittel, das weit mehr kann als nur Erscheinungsformen einzelner Krankheiten bekämpfen. Im Grunde hilft Ginseng bei beinahe jeder Krankheit, indem es die körpereigene Abwehr stärkt und dem Körper damit die besten Chancen verschafft, die Krankheit selbst wirksam zu bekämpfen. Vor allem hilft Ginseng, besser mit Stress fertig zu werden. Als sogenanntes Adaptogen verfügt die Pflanze über die Fähigkeit, überschießende Reaktionen auszugleichen. Das gilt für zu hohen ebenso wie für zu niedrigen Blutdruck, aber auch für schwankende Stimmungen und andere typische Stressreaktionen, die auf längere Sicht zu unterschiedlichsten körperlichen Krankheiten führen können.

Ginseng führt beim Menschen zu einer kräftigen Anregung des Hormonhaushalts. In mehreren Studien konnte nachgewiesen werden: Die Testosteronwerte erhöhten sich. Die Menge der produzierten Spermien nahm zu. Eine Vergrößerung der Prostata ließ sich unter Einfluss von Ginseng nicht feststellen. Das antioxidative Abwehrsystem des Körpers erhöhte sich deutlich.[69] Besonders geeignet ist Ginseng für ältere Menschen und für Frauen in den Wechseljahren.

68 Scholz 1979.

69 Vgl. Harnisch 1998, S. 64 ff. und die dort angegebene Literatur.

15

GABA für mehr innere Ruhe

GABA (Gamma-Aminobuttersäure) ist ein natürliches Nahrungsergänzungsmittel, das besonders Menschen hilft, die unter Stress leiden.

GABA gilt als einer der wichtigsten Neurotransmitter im Zentralnervensystem. Er schaltet bestimmte Stressreaktionen des Gehirns, vor allem die anregende Wirkung von Adrenalin, aus. Diese Adrenalinwirkungen können uns in Stresssituationen extrem zusetzen. Stehen wir häufig unter Stress, führt dies oftmals zu einer Erschöpfung der körpereigenen GABA-Vorräte.

Natürliches Valium

GABA hilft, Stressreaktionen nach Aufregungen auszuschalten. Rechtzeitig vor belastenden Situationen eingenommen, kann das Nahrungsergänzungsmittel sogar dazu beitragen, solche Stressreaktionen schon im Vorfeld ganz zu verhindern. Häufig lässt sich auf diese Weise innerhalb weniger Minuten die »biochemische Ruhe« wiederherstellen.

GABA gilt als das natürliche Valium des Gehirns. Tatsächlich ist das bekannte Medikament Valium ein Beruhigungsmittel, das Chemiker künstlich »konstruiert« haben, um die natürliche beruhigende Wirkung des Botenstoffs GABA nachzuahmen. Als Nahrungsergänzungsmittel hilft

GABA auch bei Schlafstörungen sowie bei Hyperaktivitäts- und Aufmerksamkeitsstörungen (ADS und ADHS). Außerdem eignet es sich zur Beseitigung von Schmerzen durch chronische Erkrankungen wie Arthritis und bei Schmerzen im unteren Rückenbereich. GABA ist ein wirksamer Stimmungsaufheller und deshalb gut bei depressiven Verstimmungen einsetzbar. Nach einer Studie der Universität Mailand fördert GABA den Muskelaufbau[70] und ist in der Lage, Körperfett abzubauen.

Genügend GABA führt zu Gelassenheit und dem Gefühl von angenehmer innerer Ruhe. Bei zu niedrigem GABA-Spiegel fühlt man sich dagegen aufgeregt, gehetzt und überfordert. Bei vielen Menschen besteht ein Mangel an diesem Botenstoff. Meist hat fortdauernder hoher Stress ihren körpereigenen Vorrat an dem Ruhehormon vorzeitig erschöpft.

Natürlicherweise ist GABA vor allem in fermentierten Lebensmitteln wie Käse und Joghurt enthalten.

Das innere Gleichgewicht wiederfinden

In Stresssituationen produzieren die Nebennieren Stresshormone, vor allem Adrenalin und Cortisol. Diese Hormone versetzen uns in Kampf- oder Fluchtbereitschaft. Sie erhöhen aber auch die Ausdauer und machen uns munter. Werden sie über längere Zeit aktiviert, so sind wir unter Umständen zu aufgedreht, um wieder zur Ruhe zu kommen. GABA kann dann helfen, schneller ins innere Gleichgewicht zu finden. Ein ruhiger Schlaf ist so wieder möglich. Man kann GABA auch zusammen mit Tryptophan und mit Melatonin einnehmen, um die Schlafbereitschaft zusätzlich zu erhöhen (Näheres dazu im Abschnitt »Melatonin: Guter Schlaf hält jung«, S. 99).

70 https://www.pharmasports.de/content/gamma-aminobuttersaeure-gaba.html, abgerufen am 19.2.2018.

Dosierung

GABA ist als Nahrungsergänzungsmittel in unterschiedlichen Stärken von 100–750 mg erhältlich.

Empfohlen wird, 100–500 mg GABA ein- bis dreimal täglich vor oder zu den Zeiten einzunehmen, in denen Sie sich am meisten gestresst fühlen. Viele nehmen das Mittel nachmittags oder abends vor dem Schlafengehen ein. Die Körper und Geist entspannende Wirkung beginnt meist schon nach wenigen Minuten.

Wenn Sie GABA zum ersten Mal einnehmen, sollte dies zu Hause geschehen, falls Sie davon sehr entspannt und daher zu müde werden, um noch Auto zu fahren.

16

Ashwagandha: Alleskönner aus dem Ayurveda

Ashwagandha (Withania somnifera), auch Schlafbeere oder Winterbeere genannt, gehört zu den eindrucksvollsten Heilpflanzen der Welt. Sie wird seit mehr als 6000 Jahren genutzt, wie ayurvedische Texte belegen. Ihre Wirkungen sind seit Langem bekannt. Dennoch wird sie bei uns in der westlichen Welt erst seit relativ kurzer Zeit angewandt.

Was kann die Schlafbeere Ashwagandha wirklich?

Wie Ginseng, Gojibeeren und noch einige andere zählt die Pflanze zu den bedeutendsten Adaptogenen. Diese gelten in der Naturmedizin als Alleskönner, weil sie gegen eine Vielzahl von Krankheiten wirksam einsetzbar sind. Für Sportler ist Ashwagandha ein vollkommenes Mittel gegen Stresshormone und freie Radikale, die bei hartem Training verstärkt anfallen, die Erholungsphasen danach verzögern und den Trainingserfolg bremsen. In Indien gilt Ashwagandha als perfektes Stärkungsmittel. Es findet dort in allen Altersgruppen häufige Anwendung. Den Kriegern soll diese Pflanze schon in früheren Zeiten übermenschliche Kampfkraft verliehen haben.

Mehrere neuere Studien aus Indien stellen außer einer deutlichen Stressschutzwirkung zusätzlich eine den Hormonstoffwechsel anregende und die Fruchtbarkeit bei Männern fördernde Wirkung fest. Die Testosteronwerte stiegen deutlich an. 40 Spitzensportlern gab man acht Wochen lang täglich 1000 mg in Wasser gelöstes Ashwagandha-Extrakt. Die Ausdauer und Leistungsfähigkeit im Radfahren stieg bei ihnen beträchtlich an. Die Muskelleistung und die Koordinationsfähigkeit erhöhten sich außerdem.[71] Bei bestimmten Formen von Entzündungen, zum Beispiel an Hautflächen oder auch bei rheumatischer Arthritis, führt die Anwendung von Extrakten aus der Pflanzenwurzel nach vorliegenden Studien zu einer deutlichen Besserung.[72]

Namen und Legenden

Um Ashwagandha ranken sich viele Legenden, deren Wahrheitsgehalt sich jedoch nicht sicher überprüfen lässt. Doch sind sie ein Zeichen dafür, wie sehr die Menschen viele Jahrhunderte hindurch diese Pflanze geschätzt und geachtet haben und welch gewaltiges Heilpotenzial sie ihr zuerkannten.

Der Name der Pflanze bedeutet übersetzt »Geruch des Pferdes«, und die Pflanze soll die Kraft eines Pferdes auf die Menschen übertragen. Tatsächlich riecht die Pflanze nach Pferd. Ihr Geschmack erinnert ein wenig an Süßholz. Genutzt wird sie als Tee ebenso wie in Form hochkonzentrierter Extrakte, die immer aus den Pflanzenwurzeln stammen sollten, nicht aus den Blättern.

Die Wirkstoffe sind vor allem Withanolide, eine Gruppe von mindestens 300 natürlich vorkommenden chemischen Verbindungen aus Steroiden, die der Körper für seine Hormonproduktion benötigt.

71 Shenoy et al. 2012; Sandhu et al. 2010; Ahmad et al. 2010.

72 http://heilpflanzenwissen.at/pflanzen/schlafbeere-winterkirsche/

Anwendung

In der Ayurveda-Medizin gilt die Schlafbeere schon fast als »Allheilmittel«, wenn man die zahlreichen Krankheiten betrachtet, die damit – offenbar erfolgreich – behandelt werden.

Extrakte aus den Wurzeln der Pflanze werden zur besseren Bewältigung von Stresssituationen genutzt, um die Stresstoleranz zu verbessern, aber auch um den Widerstand gegen Stressoren zu erhöhen. Außerdem nutzt man ihre die Fruchtbarkeit steigernde Kraft bei Frauen und Männern und setzt sie ein, wenn die Freude an Sex abhandengekommen ist, ebenso bei Potenzstörungen. Die Schlafbeere gilt zudem als wirksame Hilfe bei psychischen Störungen, beispielsweise bei Depressionen, bei Schlafproblemen, Angst- und Unruhezuständen, Nervosität und allgemeinen Ermüdungserscheinungen. Sie dient als »Verjüngungsmittel«, das fähig ist, den Alterungsprozess zu verzögern, den Intellekt anzuregen und die Gedächtnisleistung zu verbessern. Sie wirkt entzündungshemmend und verbessert die Wundheilung bei Hauterkrankungen oder Furunkeln, stärkt die Abwehrkraft des Körpers, wirkt ausgleichend bei zu niedrigem Blutdruck und verfügt über blutreinigende Wirkung.

Die Wirkungen von Ashwagandha zusammengefasst

Extrakte aus der Ashwagandha-Wurzel wirken

- hormonell ausgleichend bei Über- und Unterfunktionen des Drüsensystems
- schlaffördernd
- entzündungshemmend
- die Immunabwehr stärkend
- stressbekämpfend
- die Krebsabwehr stärkend
- die Vitalität stärkend

- die Blutbildung fördernd
- die Fruchtbarkeit stärkend
- das Liebesleben anregend
- potenzstärkend
- den Alterungsprozess verzögernd
- die Gedächtnisleistung stärkend
- blutreinigend
- zu niedrigen Blutdruck ausgleichend

Dosierung

In Deutschland ist Ashwagandha als Nahrungsergänzungsmittel erhältlich. Als Dosierung wird empfohlen, 300–500 mg Wurzelextrakt mindestens sechs Wochen lang einzunehmen. Erste Erfolge sind nach etwa einer Woche zu erwarten. Nebenwirkungen sind bei der angegebenen Dosierung nicht zu befürchten.

17

Zink für bessere Stimmung

Neuere Studien haben gezeigt, dass Zink wie ein Antidepressivum wirken kann, wenn man es als Nahrungsergänzung zuführt – unter der Voraussetzung, dass ein Mangel an Zink besteht.[73] Erklären lässt sich diese Wirkung damit, dass Zink Bestandteil eines Enzyms ist, das für den Aufbau von Serotonin gebraucht wird. Serotonin ist der Botenstoff, der für den Erhalt eines ausgeglichenen Seelenlebens verantwortlich ist.

Ohne Zink können weder Muskelaufbau noch Heilungsprozesse stattfinden. Besteht ein Zinkmangel, so bemerkt man ihn vor allem an Haut- und Schleimhautproblemen und an einer geschwächten Abwehrkraft. Geschmacksstörungen treten häufig auf, ebenso Durchfälle. Hautprobleme entstehen durch Zinkmangel. In Studien konnten Forscher bei jungen Männern Gesichtsausschläge (Akne) und Fußpilz auslösen, indem sie ihnen nur zwölf Tage lang eine zinkarme Ernährung gaben. Erhielten die Versuchsteilnehmer anschließend genügend Zink, so verschwanden die Symptome schnell wieder.[74] Zinkmangel kann außerdem verzögerte Heilungsprozesse und Störungen bei der Wundheilung zur Folge haben.

---

73 Maserejian et al. 2012.

74 Bae et al. 2010. Gegen Studien, die Krankheiten erst herbeiführen, um sie dann zu heilen, bestehen zwar generell ethische Bedenken. Dennoch sind die Ergebnisse hier von Interesse.

Höhere Zinkspiegel führten in einer Studie aus dem Jahr 2004 bei Patienten mit Lungenentzündung zu schnellerer Heilung und zu einer deutlichen Verkürzung des Krankenhausaufenthalts.[75] Eine Studie an der Universität Kampala, Uganda, ergab, dass Zink die Sterblichkeit von Kindern bei Lungenentzündung deutlich herabsetzen konnte.[76] Selbst bei Magengeschwüren kann Zink zu einer schnelleren Heilung führen.

Zink ist ein wichtiger Baustein von Enzymen, die der Körper zur Entgiftung einsetzt. Er kann so besser Schwermetalle binden und ausleiten, freie Radikale bekämpfen und Schädigungen durch erhöhten Alkoholkonsum entgegenwirken.

Zinkmangel – mögliche Ursachen

Mehr Zink benötigen zum Beispiel Schwangere und Stillende, aber auch Leistungssportler, da es bei ihnen zu hohen Zinkverlusten durch Schwitzen kommt. Ebenso besteht bei älteren Menschen und bei chronisch Kranken häufig ein erhöhter Zinkbedarf, weil ihr Körper mehr Zink braucht oder sie Zink schlechter aufnehmen können.

Zu den häufig mit Zinkmangel verbundenen Krankheiten zählen vor allem Allergien, Arthritis, Diabetes, Infektionen, länger anhaltende Durchfälle, Reizdarm oder andere chronisch entzündliche Darmerkrankungen, Krebs und Nierenerkrankungen.

Auch regelmäßig erhöhter Alkoholkonsum führt dazu, dass Mineralstoffe – mit ihnen vor allem Zink – verstärkt mit dem Urin ausgeschieden werden. Bekannt ist, dass Zinkmangel häufig bei Menschen auftritt, die sich regelmäßig mit Fast Food ernähren.

Zink ist unentbehrlich, um bis ins hohe Alter geistig und neurologisch fit zu bleiben. Bei Patienten mit Alzheimer oder Parkinson finden sich häu-

75 Zentrum der Gesundheit https://www.zentrum-der-gesundheit.de/zinkmangel-beheben-ia.html, Stand: 02.1.2018.

76 https://www.aponet.de/aktuelles/forschung/2012-02-zink-rettet-leben-bei-lungenentzuendung.html, Stand: 02.01.2018.

fig viel zu niedrige Zinkwerte. Behebt man diesen Nährstoffmangel, so führt das allein schon zu einer Besserung der Symptome. Meist fehlt es allerdings nicht nur an Zink, sondern auch an Vitamin D, Omega-3-Fettsäuren, Magnesium und anderen Mikronährstoffen.

Mit zunehmendem Alter lässt meist die Sehfähigkeit nach. Auch hier kann Zink helfen, da es mit dem Augenvitamin A zusammenwirkt. Man hat immer wieder feststellen können, dass der Zinkspiegel der Netzhaut parallel zum Nachlassen der Sehfähigkeit sinkt. Was man noch nicht genau weiß, ist, inwieweit Zinkmangel altersbedingte Sehschwäche verursacht oder zumindest mitverursacht.[77]

Zink über die Nahrung aufnehmen

Die möglichen Ursachen für das Bestehen eines Zinkmangels sind vielfältig. Hauptursache ist offenbar eine vitalstoffarme Ernährungsweise. Bei der industriellen Verarbeitung von Lebensmitteln geht viel Zink verloren, vor allem wenn Vollkornmehl zu Weißmehl ausgemahlen wird. Eine Ernährung, die vorwiegend aus Fertigprodukten, Weißmehl, poliertem Reis, Stärke und zu vielen Milchprodukten besteht, kann zu Zinkmangel führen. Eine vegane Ernährung aus hochwertigen, vitalstoffreichen Zutaten, frisch zubereitet, führt im Allgemeinen nicht zu Zinkmangelerscheinungen, sondern schützt eher davor. Zink findet sich normalerweise in Fleisch, aber auch in Käse, Vollkornprodukten und Hülsenfrüchten. Gemüse und Früchte enthalten eher geringe Zinkmengen.

Doch die Menge an Zink, die in Lebensmitteln enthalten ist, entscheidet nicht allein darüber, ob genügend Zink im Körper verfügbar ist. In Milchprodukten kann beispielsweise die Zinkaufnahme durch Kasein, Kalzium und Phosphat verhindert werden. Bei Hülsenfrüchten geschieht Ähnliches durch Phytinsäure. Sie bindet sich leicht an Zink und beeinträchtigt die Verwertbarkeit von Zink. Ebenso kann Zinkmangel durch die langfris-

77 Erie et al. 2009.

tige Einnahme bestimmter Medikamente entstehen, beispielsweise durch Mittel gegen Bluthochdruck (ACE-Hemmer), Diuretika (zur besseren Wasserausscheidung), Antibabypille, Cortison oder Blutfettsenker. Sie können dazu führen, dass übermäßig viel Zink mit dem Urin ausgeschieden wird.

SELBSTTEST: LEIDEN SIE UNTER ZINKMANGEL?

Wenn Sie die folgenden Fragen überwiegend mit Ja beantworten (bitte ankreuzen), könnte dies ein Hinweis auf das Bestehen eines Zinkmangels sein.

- ☐ Ernähren Sie sich häufig von Fast Food, Weißmehlprodukten oder Fertiggerichten?
- ☐ Leiden Sie häufig unter Erkältungen?
- ☐ Haben Sie öfters Geschmacksstörungen oder Probleme mit der Mundschleimhaut?
- ☐ Haben Sie öfters Durchfälle oder Probleme mit der Darmschleimhaut?
- ☐ Heilen Wunden bei Ihnen schlecht?
- ☐ Leiden Sie öfters unter Gesichtsausschlägen, Akne oder Fußpilz?
- ☐ Nehmen Sie ACE-Hemmer gegen Bluthochdruck, die Antibabypille, Blutfettsenker, Diuretika (gegen Wassereinlagerungen), Cortison oder Antibiotika über längere Zeit ein?

Zinkspiegel messen lassen

Falls Sie bei sich Anzeichen entdecken, die auf einen Zinkmangel hindeuten, so ist es am besten, wenn Sie Ihren Zinkspiegel durch Ihren Hausarzt untersuchen lassen. Am zuverlässigsten lässt er sich im ganzen Blut messen und nicht im Blutserum oder -plasma. Denn Zink findet sich vor allem im Inneren der Zellen. Die im Blutplasma und im Blutserum gemessenen Werte sind daher nicht unbedingt zuverlässig.

Einnahmeempfehlungen

Der Körper kann Zink am besten aufnehmen, wenn es an Proteine bzw. Aminosäuren gebunden ist. Zink-Chelat nimmt er im Allgemeinen gut auf, da das Zink darin an die Aminosäure Glycin gebunden ist. Schlechter aufnehmbar und deshalb weniger gut geeignet sind Zinksulfat oder Zinkoxid.

Zinkpräparate soll man am besten abends vor dem Schlafengehen einnehmen und dazu ein Glas Wasser trinken.

WICHTIG

Zink
- hilft, bis ins hohe Alter geistig und neurologisch fit zu bleiben
- wirkt gegen Depressionen
- fördert die Entgiftung
- hilft bei verzögerter Wundheilung
- bewährt sich bei chronisch entzündlichen Magen- und Darmerkrankungen

18

Vitamine B und D: Zellenergie für alle Fälle

B-Vitamine: Zellenergie, Nerven und Konzentration

Alle Vitamine der B-Gruppe sind lebensnotwendig für den Stoffwechsel. Und wie bei menschlichen Familien, so hat auch jedes Mitglied der Vitamin-B-Familie besondere eigene Begabungen und Fähigkeiten. Die Energieversorgung jeder einzelnen Zelle unseres Körpers hängt vom Vorhandensein der B-Vitamine ab. Zugleich wirken die B-Vitamine positiv auf die Stimmung und Konzentration. Sie stärken die Nerven und sollten deshalb gerade in Stresszeiten dem Organismus vollständig und in ausreichendem Maße zur Verfügung stehen.

Wie wirkt sich Vitamin-B-Mangel aus?

Ein Mangel an B-Vitaminen wirkt sich meist ziemlich schnell durch einen Verlust an Vitalität aus. Zu den am häufigsten auftretenden Beschwerden gehören eine verminderte körperliche oder geistige Leistungsfähigkeit. Die Belastbarkeit ist herabgesetzt. Oft stellen sich Müdigkeit und erhöhte Infektanfälligkeit ein. Das gesamte »Nervenkostüm« wirkt reizbar und geschwächt. Treten einige dieser Symptome wiederholt ohne erkennbare andere Gründe auf, so sollte man dem Verdacht auf Vitamin-B-Mangel auf jeden Fall nachgehen.

Die Vitamine der B-Gruppe – mit Ausnahme von B12 – sind wasserlöslich. Der Körper kann sie nicht speichern. Deshalb müssen sie jeden Tag neu mit der Nahrung aufgenommen werden. Die gute Nachricht: Schwächezustände durch akuten Vitamin-B-Mangel lassen sich durch eine regelmäßige Ergänzung von B-Vitaminen verhältnismäßig schnell und komplikationslos beheben.

Versteckter Vitamin-B-Mangel

Besteht ein Vitamin-B-Mangel über längere Zeit, so können chronische Erschöpfungszustände auftreten, ebenso Depressionen, Anämien (Blutarmut), Arteriosklerose und neurodegenerative Erkrankungen wie Alzheimer und bestimmte Formen von Demenz. Erhöhte Homocysteinwerte fallen in Zusammenhang damit häufig auf. Homocystein ist ein Abfallprodukt des natürlichen Eiweißstoffwechsels, das sich sehr schädlich auf das Gefäßsystem auswirken kann, wenn es nicht ausgeleitet wird – und dazu braucht der Körper gleich mehrere B-Vitamine. Auf diese Zusammenhänge wird bei der Darstellung der Demenzerkrankungen (S. 127) näher eingegangen.

Das Tückische ist: Einige der durch langanhaltenden Vitamin-B-Mangel auftretenden Spätfolgen lassen sich ab einem bestimmten Stadium nicht rückgängig machen.

Vitamin-B-Mangel ist weit verbreitet. Nach Schätzungen von Experten hat bei uns jeder Zweite im Alter von mehr als 40 Jahren zu wenig Vitamin B in seinen Körperzellen. Häufig wird der Mangel erst viel zu spät entdeckt, da die Beschwerden sehr allgemein sind. Verminderte körperliche und geistige Leistungsfähigkeit und erhöhte Infektanfälligkeit werden zunächst nicht so ganz ernst genommen. Vielerlei Ursachen können dahinterstecken. Man wartet erst einmal ab. Vielleicht wird ja nach dem nächsten Urlaub von selbst alles wieder gut.

Langzeitschäden durch Vitamin-B-Mangel

Chronischer Vitamin-B-Mangel erhöht das Risiko für das Entstehen von Langzeitschäden durch typische Alterskrankheiten, die zunächst unauffällig bleiben und sich erst Jahre später mit ernsthaften Funktionsstörungen melden.

Übersehen wird oft, dass nicht nur einseitige Fast-Food-Ernährung, Stress, übermäßiger Alkohol- und Kaffeekonsum, Schwangerschaft, Alter oder chronische Entzündungen zu Vitamin-B-Mangel führen können, sondern auch bestimmte Medikamente. Selbst eine nachweislich sehr gesunde vegetarische Ernährungsweise kann Vitamin-B12-Mangel bewirken, wenn es nicht gelingt, ausreichende Mengen dieses Vitamins mit der pflanzlichen Kost aufzunehmen.

Die Vitamine der B-Gruppe: was sie können

Alle Vitamine des B-Komplexes gehören zu einer Familie. Alle gemeinsam haben es mit der Energieversorgung des Körpers zu tun. Als Bestandteil von Nahrungsmitteln treten sie ebenfalls häufig zusammen auf. Ihre Wirkungen ergänzen und überschneiden sich. Aber im Grunde handelt es sich bei ihnen um lauter Individualisten mit unterschiedlichen Begabungen und Aufgaben. Sie scheinen fast zufällig unter einem gemeinsamen Energieversorgungsdach zu wohnen. Doch fehlt nur ein einziges von ihnen, so kann schon das Funktionieren des ganzen Systems in Frage gestellt sein.

Hier folgt eine Art Steckbrief der B-Familienmitglieder. Wundern Sie sich bitte nicht, wenn diese nicht durch fortlaufende Nummerierung gekennzeichnet sind. Der Grund: Ihre Entdeckung zog sich über viele Jahrzehnte hin. Dabei haben die Forscher nicht sofort alle Beteiligten als Mitglieder der Vitamin-B-Familie erkannt und sie daher nicht entsprechend eingestuft. Trotzdem ist ein Überblick über die Eigenschaften jedes einzelnen Mitglieds sinnvoll und möglich.

Vitamin B1 (Thiamin) ist zuständig für den Energiestoffwechsel, das Nervensystem und die Proteinsynthese. Mangelerscheinungen an B1 entstehen vor allem durch übermäßigen Alkoholkonsum, Leistungssport, Fieber, Stress, Störungen der Schilddrüsen- oder Leberfunktion und durch Medikamenteneinnahme, besonders der Pille. Sie können zu Stimmungsschwankungen, Herzproblemen, Störungen des Nervensystems, Alzheimer, Depressionen, Schwächezuständen oder Lern- und Konzentrationsstörungen führen.

Vitamin B2 (Riboflavin) ist ein wichtiges Antioxidans, regelt Zellwachstum und Energieproduktion, Gewebebildung, Entgiftung und Homocysteinabbau (mehr dazu im Folgenden). Mangelzustände können durch Alkohol oder Medikamente, Fieber, starke Gewichtsabnahme oder durch Mangel an B6 verursacht werden. B2 braucht B6, um seine Wirkung entfalten zu können. Fehlt B2, so wird das Entstehen von Hautproblemen, Katarakt (Linsentrübung am Auge), Migräne und Parkinson begünstigt.

Vitamin B3 (Nicotinsäure oder Niacin) ist für die körpereigene Abwehr von Bedeutung, regelt Blutdruck und Blutzucker, den Fettstoffwechsel und den Stoffwechsel der Zellen. Alkohol, Fieber, plötzliche und starke Gewichtsabnahmen sowie Vitamin-B6- oder -B2-Mangel können zu einer Unterversorgung mit Vitamin B3 führen. Als Folge kann das Entstehen von Arteriosklerose, Arthritis, Diabetes und Kopfschmerzen in Verbindung mit prämenstruellen Störungen begünstigt werden. Eine ausreichende Versorgung mit B3 dient auch dem Schutz gegen Umweltgifte.

Vitamin B5 (Pantothensäure) ist notwendig für die Protein- und Fettsynthese sowie für die Energieproduktion des Körpers. Diäten, die nicht alle wichtigen Vitalstoffe enthalten, sowie Alkohol- und Kaffeekonsum können zu Mangelzuständen führen. Als Folge kommt es zu Hautproblemen, vor allem Akne, zu Anämien, chronischen Erschöpfungszuständen, Müdigkeit, Lernstörungen, erhöhten Cholesterinwerten, Entzündungen, Taubheitsgefühlen oder Brennen in den Beinen und zu Schlafstörungen.

Vitamin B6 (Pyridoxin, Pyridoxamin oder Pyridoxal) benötigt der Körper zur Blutzuckerregulierung, für die Versorgung mit roten Blutkörperchen sowie für den Aufbau von Nervenbotenstoffen und anderen Proteinen. Mangelzustände werden begünstigt durch zu hohen Fleischkonsum, durch chronische Erkrankungen, hohes Lebensalter, Medikamente, Rauchen, Alkohol- und Kaffeekonsum, starkes Wachstum (vor allem in der Pubertät) und durch Verdauungsstörungen. Als Folgen können auftreten: Anämien, Arthritis, Arteriosklerose, Asthma, Epilepsie, Krampfzustände, Menstruationsbeschwerden, Nierensteine, Parkinson, Hyperaktivität und zu hohe Homocysteinwerte.

Vitamin B7 (auch Vitamin H oder Biotin) ist erforderlich für das geregelte Zellwachstum sowie für den Blutzucker- und Fettstoffwechsel. Mangelzustände können durch bestimmte Diätformen, hohen Alkoholkonsum und durch Schwangerschaft entstehen. Als Folge treten Muskelschmerzen, Nagelerkrankungen, Störungen des Haarwachstums und der Haut auf.

Vitamin B9 (Folsäure bzw. Folat, auch als Vitamin B11 oder Vitamin M bezeichnet) ist für die Blutbildung und das geregelte Zellwachstum notwendig, ebenso für den Proteinstoffwechsel. Mangelzustände entstehen oftmals durch chronische Erkrankungen von Magen und Darm, Alkohol, hohes Lebensalter, Rauchen, Medikamente (vor allem die Pille und Aspirin), spezielle Diätformen, auch durch unausgewogene vegetarische Ernährung. Als Folge von Unterversorgung kann es zu Anämie, Arteriosklerose, Gicht, sich wiederholenden Infektionen, Krebs, Alzheimer, Parkinson und anderen neurodegenerativen Nervenerkrankungen kommen. Zu hohe Homocysteinwerte treten auf.

Vitamin B12 (Cobalamine) ist für den Aufbau von Nervenzellen zuständig, sorgt für die Blutbildung sowie den Aminosäuren- und Fettstoffwechsel. Zu Mangelversorgung kommt es durch Alter, Schwangerschaft, Magen-, Darm- und Lebererkrankungen, Rauchen, Medikamente (vor allem die Pille) und einseitige vegetarische Ernährung. Mangelerscheinungen zeigen sich durch Allergien, Arteriosklerose, Müdigkeit, Schwäche, Krebserkrankungen und zu hohe Homocysteinwerte.

Vitamin-B-Mangel und Demenzerkrankungen

Zu hohe Homocysteinwerte gelten als Risikofaktor für neurodegenerative Erkrankungen allgemein, besonders für Alzheimer. Sie fördern nicht nur das Auftreten von Herz- und Gefäßleiden, sondern auch speziell von bestimmten Formen von Demenzerkrankungen.

Zu hohe Homocysteinwerte können die Hirnleistung schädigen und Alzheimer auslösen.

Grundsätzlich hat jeder Mensch, nicht nur ein Kranker, Homocystein im Blut. Dabei handelt es sich um ein Abfallprodukt, das bei der Verarbeitung von Aminosäuren im Körper entsteht. Um dieses Abfallprodukt auszuscheiden, braucht der Körper B-Vitamine, vor allem B6, B12 und Folsäure (B9). Fehlen diese Vitamine, so funktioniert die Ausscheidung von Homocystein nicht richtig. Die giftigen Stoffwechselprodukte bleiben im Körper und können dort Schäden anrichten, indem sie die Gefäßwände angreifen. Das Blut gerinnt leichter. Oftmals entstehen Ablagerungen, welche die Durchblutung behindern.

Übeltäter Homocystein

Zur Frage nach dem Zusammenhang zwischen hohen Homocysteinwerten, Demenz und Behandlung mit Vitamin B gibt es mehrere hochinteressante Forschungsergebnisse. In einer 2010 an den Universitäten Oxford und Oslo veröffentlichten Studie gab man 271 über 70 Jahre alten Patienten mit leichten Demenzerscheinungen zwei Jahre lang einen »Vitamincocktail« aus B6, B12 und Folsäure. Das Fortschreiten der Demenz ließ sich damit um erstaunliche 30 Prozent verringern. Doch das ist noch nicht alles: Um herauszufinden, welche Rolle Homocystein hierbei spielt, untersuchte man die Patienten, die zu Beginn der Studie einen erhöhten Homocysteinspiegel hatten, getrennt von den anderen. Bei ihnen gingen die erhöhten Werte durch die Vitaminbehandlung auf ein normales Maß zurück. Doch die größte Überraschung war: Die Demenzausfälle verringerten sich um sagenhafte 53 Prozent.[78] Damit hatte keiner gerechnet.

Im Einzelnen ergaben die Untersuchungen der mit Vitamin B behandelten Gruppe folgende Ergebnisse bei der Messung demenzbedingter

78 Smith et al. 2010; Douaud et al. 2013; Aisen 2008.

Ausfallerscheinungen: Die Chance, sich an ein Wort aus einer Liste von zwölf Wörtern zu erinnern, war in der Vitamingruppe 69 Prozent höher als in der Placebogruppe. Versuchsteilnehmer, die B-Vitamine erhalten hatten, gaben 58 Prozent häufiger richtige Antworten beim Test als diejenigen aus der Placebogruppe. Teilnehmer, die Vitamin B erhalten hatten, erinnerten sich im Test 9,4 Prozent mehr an Wörter als diejenigen aus der Placebogruppe. Solche Ergebnisse lassen die Experten aufhorchen. Neue Wege für eine erfolgreiche Demenzbehandlung zeichnen sich hier ab – allerdings nur, wenn das Demenzleiden noch nicht zu weit fortgeschritten ist.

Als normal gelten Homocysteinwerte unter 10 Mikromol pro Liter im Blutplasma. Schon wenn die Werte um 5 Mikromol pro Liter erhöht sind, steigt das Risiko für Gefäßerkrankungen (Herzinfarkt, Schlaganfall, Arteriosklerose) bei Männern um 60 Prozent, bei Frauen sogar um 80 Prozent. Menschen, die unter Diabetes, Bluthochdruck, Herz-Kreislauf-Erkrankungen oder unter Gefäß-, Nieren-, Darm- und Schilddrüsenproblemen leiden, sollten deshalb ihren Homocysteinspiegel messen lassen. Dasselbe gilt für Asthma- und Parkinson-Patienten, die Medikamente einnehmen, ebenso für Raucher.

Allein schon auf Grund der bisherigen Forschungsergebnisse lässt sich sagen:

WICHTIG

B-Vitamine verringern zu hohe Homocysteinwerte. Weniger Homocystein verlangsamt den demenzbedingten Abbau der Gehirnfunktionen.

Neue bildgebende Verfahren ermöglichen in absehbarer Zukunft weitere interessante Forschungsergebnisse. Sie werden mit Spannung erwartet. Bereits jetzt steht fest: Bei Menschen mit einem Homocysteinspiegel von mehr als 12 Mikromol pro Liter kann die Einnahme von Vitamin B helfen, die zu hohen Werte wirksam zu senken – und zwar meist schon innerhalb weniger Wochen. Besteht ein Mangel an B-Vitaminen im Körper, so drohen langfristig Gesundheitsschäden, die sich nicht rückgängig machen lassen. Eine ausreichende Versorgung mit B-Vitaminen ist daher eine gute vorbeugende und zugleich therapeutische Maßnahme vor allem bei älteren Menschen, solange sich demenzbedingte Ausfälle noch im Anfangsstadium befinden.

WICHTIG

B-Vitamine

- gegen chronische Erschöpfungszustände
- bei neurodegenerativen Erkrankungen
- bei psychischen Störungen

Vitamin D: Sonnenlicht tanken

Vitamin D hilft, zahlreiche Arten von Krebs zu verhindern, unter ihnen Brustkrebs, Dickdarmkrebs, Prostatakrebs und Bauchspeicheldrüsenkrebs. Das Vitamin verhindert nicht nur das Entstehen von Krebs, es ist sogar in der Lage, Krebszellen zu vernichten.

Vitamin D hat viele weitere gesundheitsfördernde Eigenschaften. Es wirkt wie ein ACE-Hemmer und kann den Blutdruck senken. Außerdem schützt es vor Grippe, Multipler Sklerose, verhindert Winterdepressionen und beugt Alzheimer-Erkrankungen vor.

Besteht ein Mangel an Vitamin D, so ist unser Organismus nur unzureichend vor toxischen Schwermetallen und Schadstoffen geschützt. Zu einem solchen Mangel kommt es, wenn Menschen zu geringe Mengen des antioxidativ wirksamen Vitamin D mit der Nahrung zu sich nehmen. Zwar ist der Körper imstande, Vitamin D auch aus Sonnenlicht zu bilden. Erhält er jedoch zu wenig Sonnenlicht, so entfällt auch diese Möglichkeit, Vitamin-D-Mangel auszugleichen. Die Folge: Freie Radikale greifen den Körper aggressiv an und können jede biologische Struktur wie Aminosäuren, Zellmembranen und DNS schädigen oder sogar zerstören.

Freie Radikale vermehren sich im Körper in Kettenreaktionen, indem sie dem angegriffenen Molekül ein Elektron wegreißen und es dadurch selbst zu einem freien Radikal machen. Dieser Vorgang wird als oxidativer Stress bezeichnet. Er vermindert die Fähigkeit der Antioxidantien, freie Radikale zu entgiften oder ihre Entstehung von vornherein zu verhindern.

Das Robert Koch-Institut in Berlin kommt in seinem neuen Gesundheitsbericht zu dem Ergebnis, dass etwa sechs von zehn Menschen in Deutschland mit Vitamin D unterversorgt sind. Besonders hoch ist das Risiko für Ältere und für alle, die sich selten im Freien aufhalten.[79]

Tragisch ist unter diesen Umständen, dass viele Ärzte infolge des Klimawandels und der aggressiveren Sonneneinstrahlung heute eher davon abraten, sich der Sonne auszusetzen. Dabei ist Sonnenlicht, in vorsichtiger Dosierung, nach wie vor einer der besten Vitamin-D-Spender. Wenn wir uns möglichst viel draußen in der frischen Luft bewegen (und nicht nur in Sporthallen und Fitnesszentren), geben wir unserem Körper die Chance, reichlich Vitamin D zu tanken.

Vitamin D ergänzen

Zur Behandlung von Osteoporose bei Erwachsenen wird die Einnahme von 10.000 IE (Internationale Einheiten) Vitamin D3 pro Tag empfohlen.[80] Zur Vorbeugung wird empfohlen, täglich 5.000 IE Vitamin D3 einzunehmen.

Überdosierungen müssen vermieden werden.

79 Allwang 2018.

80 Platt 2013, S. 91.

Teil IV

Hormonfreundliche Ernährung

19

Powerfood für eine optimale Hormonversorgung

Die Ernährung hat starken Einfluss auf unseren hormonellen Zustand. Übergewicht begünstigt allein schon das Entstehen von Diabetes, Prostataerkrankungen und Wechseljahrsbeschwerden. Die Liste der typischen ernährungsbedingten Krankheiten ist lang. Sie reicht von Diabetes und rheumatischen Erkrankungen bis hin zu Krebs und psychischen Problemen. In den lateinamerikanischen oder asiatischen Ländern beispielsweise ist die Ernährung ganz anders als bei uns – und offenbar gesünder. Man isst dort viel weniger Fleisch, dafür mehr Reis, Fisch, grünes Blattgemüse, fermentiertes Soja und Yamswurzeln. Wechseljahrsbeschwerden kommen in diesen Ländern kaum vor. Auch die typische traditionelle mediterrane Ernährung dient bei uns als Orientierungshilfe mit Vorbildfunktion, weil sie wesentlich gesundheitsfreundlicher ist als die in der westlichen Welt üblichen Fast-Food-Gewohnheiten.

Nun geht es in diesem Buch nicht darum, den ohnehin überreichlich vorhandenen Diätkonzepten ein weiteres hinzuzufügen. Im Vordergrund stehen vielmehr grundsätzliche qualitative Veränderungen der Ernährungsweise. Sie lassen sich etwa so auf einen Nenner bringen:

WICHTIG

Jede Mahlzeit bietet die Chance, dem Körper hormonanregende Wertstoffe zuzuführen, die er dringend benötigt. Wir brauchen diese Chance nur zu nutzen.

Um unseren hormonellen Zustand zu verbessern, genügen oft schon ein paar grundsätzliche Veränderungen der Ernährungsweise. Die wichtigsten sollen hier knapp zusammengefasst wiedergegeben werden.

TIPPS FÜR EINE HORMONFREUNDLICHE ERNÄHRUNG

- Wählen Sie eine Ernährung, die reich an Gemüse und Obst ist. So nutzen Sie die Chance, mit jeder Mahlzeit die optimale Menge an Wertstoffen aufzunehmen, die Ihr Hormonsystem dringend braucht.
- Essen Sie öfters Hülsenfrüchte, Nüsse und Pflanzensamen; sie sind kompakte, hormonfreundliche Wertstoffpakete.
- Verzichten Sie möglichst auf Weißmehl und Zucker. Damit vermeiden Sie wertlose »Schlaffikost«, die dem Körper Vitamine und Mineralstoffe entzieht, statt sie ihm zuzuführen. Essen Sie lieber Vollkornprodukte.
- Essen Sie möglichst wenig dunkles Fleisch, denn es begünstigt rheumatische Erkrankungen. Zu empfehlen ist stattdessen mehr Seefisch, der den Körper reichlich mit Omega-3-Säuren versorgt.
- Trinken Sie wenig Alkohol. Er ist ein Nervengift und sorgt für Verluste an Mineralstoffen, die der Körper benötigt, um seine Aufgaben zu erfüllen.
- Trinken Sie reichlich reines Wasser. Viele Menschen im westlichen Kulturkreis leiden unter chronischem Wassermangel. Das Durstgefühl geht dadurch verloren. Das Blut wird dickflüssig. Die Nieren sind überlastet und können schädliche Stoffwechselprodukte nicht mehr ausscheiden. Als Faustregel gilt: Sechs bis acht Gläser Wasser pro Tag trinken – das sind eineinhalb bis zwei Liter.

Der Arzt der Zukunft wird nicht durch Pillen und Skalpell heilen, sondern durch Verordnen der richtigen Ernährung.

Thomas Alva Edison,
US-amerikanischer Erfinder
und Unternehmer, 1847–1931

Der Alterungsprozess lässt sich durch eine geeignete Ernährungsweise aufhalten, wie zahlreiche Studien belegen. In diesem Kapitel erhalten Sie Tipps, wie Sie Hormon-Powerkost selbst herstellen oder auch fertig kaufen können. Weiter erfahren Sie, wie Sie durch die richtige pflanzliche Kost Ihren Hormonspiegel anheben, Ihre Freude am Leben deutlich erhöhen und dem Alter ein Schnippchen schlagen können.

Wohlfühlhormone aus der Inkanahrung: Amaranth und Quinoa

Wir könnten weit glücklicher, erfolgreicher und zufriedener sein, als wir es tatsächlich sind. Schon durch ein paar kleine Veränderungen unserer gewohnten Lebensweise lässt sich viel verborgenes Wohlfühlpotenzial erschließen. Ein Geheimnis liegt in der besonderen Art, sich zu ernähren: Inkakost aus Amaranth und Quinoa transportiert reichlich Glücksbotenstoffe ins Gehirn, weit mehr als jede herkömmliche Ernährung. Vor allem regt sie das Wohlfühlhormon Serotonin kräftig an und bringt uns so körperlich, geistig und psychisch in Topform. Die Stressfestigkeit wächst. Das Denken gestaltet sich flexibel und kreativ. Der Altersverschleiß lässt sich stoppen, oft sogar umkehren. Und nebenbei kann man mit der Inkakost auch noch abnehmen – ohne Verzicht und ohne Jo-Jo-Effekt.

Die Inkakost ist wie kaum eine andere Ernährung in der Lage, die Serotoninspeicher im Körper und vor allem im Gehirn aufzufüllen. Sie scheint imstande zu sein, alle Müdigkeit aus der Seele fortzublasen und sie durch Frische im Denken und Fühlen und in der körperlichen Aktivität zu ersetzen.

Wenn Sie häufig unter schlechter Laune, quälendem Hunger, Müdigkeit, Wetterfühligkeit, Schmerzempfindlichkeit oder unter Konzentrationsschwierigkeiten leiden oder wenn Ihnen Vergesslichkeit, Schlafstörungen, Nervosität, Unsicherheit, Intoleranz, Aggressivität, Angststörungen, Stresserscheinungen, Hyperaktivität, Dauerkopfschmerz oder depressive Verstimmungen Schwierigkeiten bereiten, dann kann die Inkakost für Sie das Mittel der Wahl sein.

Aus den Erfahrungen der Ureinwohner Südamerikas ist die Inkakost für uns moderne westliche Menschen entstanden. Heute nehmen Astronauten sie mit auf ihre Reise ins Weltall, um fit zu bleiben. Sie ist inzwischen erfolgreich erprobt. Als »Speise der Götter« schrieb man der rein pflanzlichen Powernahrung schon vor Jahrhunderten magische Wirkung zu. Denn im alltäglichen Gebrauch spürte man ihre ungewöhnliche Vitalkraft immer wieder auf eindrucksvolle Weise.

Für ganz Eilige gibt es inzwischen eine mit der Inkanahrung verwandte Fertigkost, die in Reformhäusern oder über den Internethandel unter der Bezeichnung »Inkakost« oder »Inkagold« erhältlich ist. Der bekannte Ganzheitsmediziner und Psychotherapeut Dr. Ruediger Dahlke nutzt solche Kost in seinen Kursen als »erstaunliches Phänomen«, durch das wir uns »mit einer obendrein noch sehr gesunden und verblüffend bekömmlichen Ernährungsform essend in Stimmung bringen können.«[81]

Die körpereigenen Serotoninspeicher auffüllen

Die Inkakost diente den Einwohnern Südamerikas jahrhundertelang als Hauptnahrungsquelle. Quinoa und Amaranth sind darin enthalten: Pflanzenstoffe, die den Inkas heilig waren. Es müssen besondere Pflanzen gewesen sein, in denen man göttliche Eigenschaften und Kräfte erkannte. Sie

81 Dahlke, R.: Einsatz einer Vitalkostvariante zur Verbesserung nicht nur der Stimmung, https://blog.dahlke.at/einsatz-einer-vitalkostvariante-zur-verbesserung-nicht-nur-der-stimmung/ Stand: 08.07.2019.

stehen uns noch heute zur Verfügung, werden in Südamerika von der einheimischen Bevölkerung wieder verstärkt (biologisch) angebaut und unter fairen Handels- und Kontrollbedingungen nach Europa exportiert.

Quinoa: eine der ältesten Kulturpflanzen der Menschheit

Quinoa, das »Korn der Inkas«, gilt als eine der ältesten Kulturpflanzen der Menschheit überhaupt. Sie dient den Ureinwohnern der südamerikanischen Anden schon seit mehr als 6000 Jahren als wichtige Nahrungsgrundlage. Verwendet werden in erster Linie die Samenkörner der bis zu zwei Meter hohen einjährigen Pflanze. Die Pflanze gedeiht in Südamerika auch in rauen Höhenlagen bis über 4000 Meter, wo man Gerste und Mais längst nicht mehr anbauen kann. Extreme Witterungsbedingungen, selbst intensive Sonneneinstrahlung, verkraftet sie ebenso mühelos wie leichte Nachtfröste.

Die wiederentdeckte Kulturpflanze der Andenländer hat hohen ernährungsphysiologischen Wert. Sie ist als Nahrungsmittel wegen ihres wertvollen Eiweißgehalts geschätzt, vor allem weil sie reichlich lebenswichtige Aminosäuren enthält und weitere für die Serotoninherstellung notwendige Bausteine. Die kleinen gelblichen Körner der Pflanze sind in Wahrheit kein Getreide, sondern ein Reismeldegewächs, das eher mit Spinat, Mangold und Roter Bete verwandt ist und kein Gluten enthält. Die Inkas schrieben den Samenkörnern magische Kräfte zu und benutzten sie zu kultischen Handlungen. Sie sollen mithilfe dieser Pflanze überlebt haben, als sie von den spanischen Eroberern durch hohe Getreideabgaben arg bedrängt wurden.

Amaranth: optimaler Gefäßschutz und Radikalenfänger

Ein weiterer Grundbestandteil der Inkakost ist Amaranth, das »Gold der Inkas«, eine getreideähnliche Pflanze. Aber auch sie ist kein Getreide, sondern sie zählt zu den Fuchsschwanzgewächsen. Wie Höhlenfunde in Mexiko belegen, gehört sie zu den ältesten von Menschen angebauten Pflanzen. Sie bildet zahlreiche winzige gelbliche Samenkügelchen, die eine außerordentlich günstige Nährstoffzusammensetzung für die menschliche Ernährung haben. Das Amaranth-Eiweiß hat höchsten biologischen Wert. Im Vergleich zu den Getreidearten enthält Amaranth ein Vielfaches an wichtigen Mineralstoffen. Die Samenkörner enthalten fast ausschließlich Öl aus ungesättigten Fettsäuren, die als Gefäßschutz und als Radikalenfänger für die körpereigene Krankheitsabwehr von großer gesundheitlicher Bedeutung sind.

Überliefert ist: Die spanischen Eroberer wunderten sich, warum die einheimischen Indianer immer noch Kraft für Rebellionen fanden, obwohl sie ihnen ihre besten Felder und damit ihre Nahrungsgrundlage längst weggenommen hatten. Die Indianerfrauen brachten auch nach wie vor zahlreiche kräftige Nachkommen zur Welt. Spanische Priester lösten schließlich das Rätsel: Sie entdeckten, dass die Ureinwohner eine ihnen heilige Pflanze aßen, die sie auf kleinen versteckten Feldern hoch oben in den Bergen auf kargen Böden anbauten. In einem Bericht an den spanischen Vizekönig aus dem Jahr 1560 heißt es: »Die Unterwerfung dieser rebellischen Indios wird niemals vollständig gelingen, solange sie eine gewisse Frucht essen, die nicht größer als ein Stecknadelkopf ist.« Am Ende verboten die Spanier den Anbau von Amaranth.

Sehr wahrscheinlich ist mit der Inkakost ein Weg gefunden, wie man über schlichte Nahrung die ständige Verfügbarkeit des wichtigen Steuerhormons Serotonin im menschlichen Körper herstellen kann. Forscher gehen davon aus, dass die Menschen heute infolge falscher Ernährung unter einer schweren Unterversorgung mit pflanzlichen Enzymen leiden, die sie dringend für die Unterstützung der Arbeit ihrer körpereigenen Hormone brauchen. Dieses Problem lässt sich durch die Inkakost lösen.

Wie wirkt die Inkakost?

Das Geheimnis der Inkanahrung liegt in einer besonders fein gemahlenen Rohkost, die reich an den energetisch sehr hochwertigen Pflanzen Quinoa und Amaranth ist. Von der getrockneten und gemahlenen Pflanzennahrung isst man ein bis zwei Esslöffel auf nüchternen Magen. Wichtig ist, dass man dazu reichlich Wasser trinkt. Die feinen Faserstoffe bilden so eine wässrige Lösung, die der Magenpförtner ungehindert in den Dünndarm durchlässt. In dem basischen Milieu des Dünndarms verteilt sich diese Flüssigkeit schnell über die ganze Fläche der Dünndarmschleimhaut, die mehr als die Größe eines Tennisplatzes hat. So landen die Inhaltsstoffe schnell in der Blutbahn. Das Serotonin kann nun seine umfangreichen Aufgaben als »Dirigent im Konzert der Hormone« rund 21 Stunden lang erfüllen. So lange nämlich hält seine Wirkungsspanne vor. In dieser Zeit sorgt es dafür, dass wir uns wohlfühlen.

Als »Hormon der Besonnenheit« oder als »Sozialhormon« sorgt Serotonin für eine optimale körperliche, geistige und seelische Belastbarkeit, Freiheit von Hunger, Kontrolle über Wachheit und Konzentration, Minderung des Temperatur- und Schmerzempfindens, gutes Gedächtnis und Lernfähigkeit, psychische Stabilität und Besonnenheit. Zugleich sorgt es für die Fähigkeit eines guten und erholsamen Schlafs. Kein Wunder, dass man vom »Wohlfühlhormon« spricht. Denn es vertreibt die Schwermut und weckt Lebensfreude. In früheren Zeiten war das kein Problem, weil bei der Ernährungsweise unserer Vorfahren genügend davon zur Verfügung stand. Heute ist das anders. Der Stress, mit dem unser modernes Leben verbunden ist, braucht viel Serotonin auf. Bei Fast Food und gekochter Zivilisationskost steht nicht mehr genügend Serotonin zur Verfügung. So kommt es vor allem in der dunklen Jahreszeit zu Mangelerscheinungen in Form von Winterdepressionen und Schlaflosigkeit.

Seit die Menschen das Feuer beherrschen, sind sie dazu übergegangen, ihre Nahrung gekocht und gebraten zu essen. Ihre ursprüngliche, weit serotoninfreundlichere Ernährungsweise geriet in Vergessenheit. Sie bestand exakt darin, fein zerkleinerte Pflanzenfasern auf leeren Magen zu essen. Die Inkakost, ebenso die vergleichbaren Fertigprodukte unterschiedlicher Hersteller, beleben diese Methode neu. Der Erfolg scheint ihnen Recht zu geben.

»»» Erfahrungsberichte zur Inka-Powerkost «««

In unserem *Arbeitskreis: gesund leben* haben wir in Testreihen versucht, die Wirkung der Inka-Powerkost näher zu erforschen. Hier sind erste Erfahrungsberichte.

Stress, Erschöpfung

A. K., Medizinischtechnische Assistentin, 45 Jahre
Frau K. litt seit Längerem unter nervösen Spannungszuständen, Unruhe und Stresserscheinungen. Sie berichtet:
»Seit sechs Wochen esse ich morgens regelmäßig Inkakost aus frisch gemahlenem Amaranth und Quinoa als Müsli zum Frühstück. Sofort im Anschluss an diese Mahlzeit trinke ich mehrere Gläser Wasser. Schon am ersten Tag fiel mir auf, dass ich mich den ganzen Vormittag über frischer und leistungsfähiger fühlte als sonst. Dieser Eindruck hat sich inzwischen deutlich verstärkt. Ich bin optimistischer und fröhlicher als in den Monaten davor und fühle mich auch nach der Arbeit viel weniger erschöpft und gestresst. Ich werde die neue Ernährungsgewohnheit mit der Inkakost auf jeden Fall beibehalten.«

»»» «««

Schlechte Stimmung, Heißhunger auf Süßigkeiten, Übergewicht

P. W., Rentnerin, 68 Jahre
»Es ist nicht so, dass ich mich krank gefühlt hätte. Ich hatte nur weniger Freude am Leben als früher. Mir fiel meine tägliche Arbeit schwerer und meine Stimmung war oft auf dem Tiefpunkt. Seit ich jeden Morgen Inkakost zum Frühstück esse, geht es mir deutlich besser. Meine Stimmung ist gut und ich fühle mich kräftiger. Die tägliche Arbeit geht mir wieder flotter von der Hand. Außerdem fällt mir auf, dass ich weniger Hungergefühle spüre. Mein Heißhunger auf Süßigkeiten ist wie weggeblasen. Ich nasche nicht

mehr zwischendurch. Mein Gewicht bekomme ich jetzt auch wieder besser in den Griff. Ich wiege inzwischen drei Kilo weniger.«

»»» «««

Schlaflosigkeit, Burnout

F. S., Lehrer, 55 Jahre
Herr S. litt seit Jahren unter Schlaflosigkeit und dem Gefühl, aufgebraucht und ausgebrannt zu sein. Seit er zum Frühstück Inkakost aus frisch gemahlenem Amaranth und Quinoa isst, fühlt er sich deutlich wohler. Er berichtet:
»Ich schlafe wieder besser und bin morgens gut ausgeruht. Seit ich Inkakost zum Frühstück esse, liegt nicht mehr jeder neue Tag wie ein unüberwindbarer Berg vor mir. Ich bin auch geistig beweglicher geworden, reagiere schlagfertiger, mit Humor und Ideen. Das bekommt meinem Unterricht und dem Kontakt zu den Schülern recht gut und gibt mir selbst wieder Freude an meinem Beruf.«

Inkakost: abnehmen ohne Jo-Jo-Effekt

Bei der Inkakost bestätigt sich wieder einmal der alte Satz des Hippokrates (370–460 n. Chr.): »Lasst unsere Medizin unsere Nahrung sein und unsere Nahrung unsere Medizin«. Die römischen Legionäre mit ihrer Gewohnheit, sich von Frischkornbrei aus gemahlenem Getreide zu ernähren, lagen mit dieser Ernährungsweise offenbar nicht ganz daneben. Denn sie sind nicht gerade als »Schlaffis« in die Geschichte der Völker eingegangen.

Auffallend ist der hohe Sättigungswert, den die Inkakost trotz geringer Kalorienzahl hat. Man spürt über viele Stunden kein Hungergefühl mehr und fühlt sich zugleich voller Kraft. Der Serotoninpegel im Körper bleibt viele Stunden lang hoch. Daher kommt kein Hungergefühl auf. Deshalb eignet sich die Inkakost besonders zum Abnehmen ohne Jo-Jo-Effekt.

Heißhungerattacken bleiben aus. Damit ist eine der wichtigsten Ursachen für Übergewicht ausgeschaltet.

TIPP: SO WENDET MAN DIE INKA-POWERKOST AN

- Mischen Sie Amaranth und Quinoa zu etwa gleichen Teilen gut durch.
- Mahlen Sie jeden Morgen in einer Getreidemühle so viel von dieser Mischung, wie Sie für eine Mahlzeit benötigen, also ungefähr zwei Esslöffel.
- Bereiten Sie daraus Ihr Müsli wie gewohnt zu mit Rosinen, geschnittener Banane oder anderen Früchten, die Ihnen je nach Jahreszeit zur Verfügung stehen.
- Fügen Sie etwas Milch, Wasser oder Joghurt hinzu. Fertig ist Ihr Inka-Powerfrühstück!
- Wichtig! Trinken Sie mindestens zwei Gläser Wasser möglichst sofort nach dieser Mahlzeit. So können die in den Samenkörnern enthaltenen Wirkstoffe im Dünndarm besonders gut ausgewertet werden.

Falls Ihnen zu Hause keine Getreidemühle zur Verfügung steht, können Sie sich die Amaranth-Quinoa-Mischung beim Kauf in einem Reformhaus mahlen lassen. Die Mischung sollte dann aber in den folgenden Tagen verbraucht werden, damit sie nicht oxidiert und durch zu langes Lagern an Wirkung verliert. Die Inkakost-Mischung schmeckt nussähnlich.

Wenn Sie bisher wenig fein gemahlene Rohkost gegessen haben, kann es zu Beginn der Anwendung mitunter zu leichtem Durchfall kommen. Der Darm reagiert in seltenen Fällen auf die ungewohnte Kost. Doch schon nach wenigen Tagen stellt sich ein normaler leichter Stuhlgang ein. Auf längere Sicht eignet sich diese Kost wegen der reichlich darin enthaltenen Ballaststoffe und pflanzlichen Zellstrukturen sehr gut zur Gesundung des Dünndarm und zur Normalisierung des Stuhlgangs.

Fermentierte Powerkost selbst herstellen

Fermentierte Nahrungsmittel, selbst hergestellt, haben einen vielfach höheren Wert für die Gesundheit als Fast Food oder fertig gekaufte Kost. Der Körper kann fermentierte Powernahrung weit besser erschließen. Sie enthält weniger Chemie, dafür mehr Natur. Hinzu kommt als weiterer wesentlicher Faktor: Wir entwickeln zu selbst angebauten und selbst hergestellten Nahrungsmitteln eine völlig andere Beziehung als zu fertig gekauften. Denn wir identifizieren uns stärker mit ihnen. Unsere Wünsche und Gedanken haben die Herstellung begleitet. Daraus entsteht etwas höchst Persönliches, etwas, das typisch für uns ist und seinen ganz eigenen Wert hat. Dass Nahrung, zu der wir eine persönliche Beziehung entwickelt haben, in unserem Körper eine stärkere Heilwirkung entfaltet als vorgefertigte Industrienahrung, ist zwar noch nicht nachgewiesen, erscheint aber wahrscheinlich.

Rezepte

Sauerkraut selbst ansetzen

Früher war es üblich, Sauerkraut selbst herzustellen. Inzwischen kaufen die meisten Menschen das Kraut fertig zubereitet im Supermarkt. Doch die Fertigprodukte erreichen meist nicht die gleiche geschmackliche Qualität und nicht den gesundheitlichen Wert wie selbst angesetztes Sauerkraut.

Setzt man Sauerkraut an, so wird der Kohl durch Milchsäuregärung haltbar gemacht. Bei dem Gärvorgang verbrauchen Bakterien den noch vorhandenen Sauerstoff und produzieren Milchsäure. Die Entwicklung von Keimen wird dadurch unterdrückt, und es entsteht ein angenehm säuerlicher Geschmack. Spitzenköche in Nobelrestaurants gehen inzwischen immer öfter dazu über, Sauerkraut selbst herzustellen. Ihre Gäste sind begeistert.

Selbst hergestelltes Sauerkraut enthält ungewöhnlich viel an Vitalstoffen. Doch am wertvollsten ist seine Fähigkeit, den Darm zu reinigen und mit gesunden Bakterien zu besiedeln. Die Darmflora ist heute bei vielen

Menschen durch ungünstige Ernährung, Nahrungsmittelgifte und Medikamente, vor allem Antibiotika, deutlich geschädigt. Ein kranker, in seiner Funktion geschwächter Darm kann die Wertstoffe aus der Nahrung meist nicht mehr voll erschließen und sie dem Körper zuführen.

Sauerkraut selbst herzustellen, ist denkbar einfach. Man verwendet dazu allgemein Weißkohl. Weniger bekannt, aber geschmacklich sehr interessant, ist Sauerkraut aus Rotkohl.

Was Sie brauchen:

- Weißkohl oder Rotkohl
- Meersalz
- Je nach persönlichem Geschmack Kümmel, Lorbeerblatt, Wacholder. Man kann auf diese Gewürze aber auch ganz verzichten und bekommt dennoch ein angenehm frisch schmeckendes Sauerkraut.
- Gläser mit Schraubverschluss

Zubereitung:

1. Spülen Sie die sauberen Gläser mit heißem Wasser. Hobeln oder schneiden Sie den Kohl von Hand oder mit einer Küchenmaschine und geben Sie ihn in eine große Schüssel. Mischen Sie ihn mit Salz und den gewünschten Gewürzen und stampfen Sie ihn fest mit einem Kartoffelstampfer, bis sich Saft bildet.
2. Füllen Sie den Kohl in Gläser und drücken Sie ihn fest hinein, bis er mit dem austretenden Saft vollständig bedeckt ist. Decken Sie anschließend die Gläser ab, ohne den Verschlussdeckel fest zuzudrehen. Stellen Sie die Gläser auf einen Teller oder in eine Kunststoffwanne, denn während des Gärungsvorgangs kann Saft aus dem Glas überlaufen.
3. Lassen Sie die Gläser 4–7 Tage bei Zimmertemperatur (ca. 20 Grad) stehen. Je länger das Kraut gärt, umso intensiver wird der Geschmack.
4. Danach schrauben Sie die Verschlussdeckel zu und stellen Sie die Gläser in den Kühlschrank oder an einen anderen kühlen und dunklen Ort. Dort hält sich das Sauerkraut über Wochen und Monate.

Sauerteig-Dinkelbrot selbst backen

Um Sauerteigbrot selbst zu backen, braucht man zunächst einen Sauerteigansatz. Vielleicht haben Sie in Ihrem Bekanntenkreis jemanden, der selbst mit Sauerteig Brot backt und Ihnen ein wenig Sauerteig als Starthilfe abgibt. Das ist die einfachste Möglichkeit.

Wenn Sie niemanden kennen, der Ihnen mit seinem Sauerteig Starthilfe bietet, stellen Sie sich selbst einen Startansatz für Ihren Sauerteig her. Das ist ziemlich einfach. Man muss sich nur 5 Tage lang jeden Tag 5 Minuten Zeit dafür nehmen.

Was Sie für den Sauerteigansatz brauchen:

- 40 g Mehl
- 60 ml Wasser (ca. 3 kleine Schnapsgläser voll)
- ein sauber gespültes Glas mit Schraubdeckel

Zubereitung:

1. Verrühren Sie in dem Schraubglas 10 g Mehl mit 20 ml (ein kleines Schnapsgläschen voll) lauwarmem Wasser so lange, bis keine Klümpchen mehr vorhanden sind. Schließen Sie das Glas und stellen Sie es an einen ruhigen Ort mit Zimmertemperatur (ca. 20 Grad).
2. Am nächsten Tag kann man meist schon erste Bläschen erkennen, wenn man das Glas öffnet. Geben Sie wie am Vortag wieder 10 g Mehl in das Glas und fügen Sie 20 ml lauwarmes Wasser hinzu. Verrühren Sie das Ganze im Glas, bis keine Klümpchen mehr erkennbar sind. Verschließen Sie das Glas und stellen Sie es wieder beiseite.
3. Das Ganze wiederholen Sie am 3. und am 4. Tag. Der Teig sollte jetzt schon leicht säuerlich-frisch riechen. Rühren Sie am 4. Tag nur noch 10 g Mehl in den Brei, ohne Wasser hinzuzufügen.
4. Am 5. Tag ist Ihr Ansatz fertig. Im Kühlschrank aufbewahrt, hält er sich mehrere Monate.
5. Sie können jetzt damit beginnen, selbst Sauerteigbrot zu backen. Wie das geht, erfahren Sie in der folgenden Anleitung.

Was Sie für das Sauerteig-Dinkelbrot brauchen:

- 300 g Dinkelvollkornmehl
- ca. 300 ml Wasser
- 2 Esslöffel Sauerteigansatz
- 1 Teelöffel Meersalz
- eine kleine bis mittelgroße Kastenform

Zubereitung:

1. Geben Sie das Dinkelmehl, den Sauerteigansatz und das Salz in eine Backschüssel. Fügen Sie nach und nach das Wasser hinzu und kneten Sie daraus einen Teig.
2. Nehmen Sie vom Teig 2 volle Esslöffel ab und geben Sie sie zu Ihrem Sauerteigansatz, den Sie im Kühlschrank aufbewahren.
3. Fetten Sie die Backform ein, füllen Sie den Teig ein und lassen Sie ihn mit einem Tuch bedeckt ca. 18 Stunden lang an einem ruhigen und warmen Ort gehen.
4. Heizen Sie den Backofen auf 200 Grad vor. Spritzen Sie etwas Wasser in den Backofen und stellen Sie Ihre Form mit dem Sauerteig in den Backofen. Die Backzeit beträgt ca. 60 Minuten.
5. Lassen Sie das Brot nach dem Herausnehmen zunächst abkühlen, bevor Sie es aus der Form nehmen.

Kombucha: hormonaktives Fermentgetränk selbst herstellen

Kombucha ist ein fermentiertes Teegetränk, das aus der asiatischen Zen-Kultur als Volksheilmittel überliefert ist. Das Teepilzgetränk wird durch natürliche Gärung gewonnen und ist wegen seiner positiven Wirkung auf die Gesundheit seit Jahrtausenden in vielen Teilen der Welt geschätzt. In einer Nährlösung aus leicht gesüßtem Schwarz- oder Grüntee wandelt ein so genannter »Kombuchapilz« den zugefügten Zucker im Verlauf der Gärung um. Dabei entsteht eine Vielzahl an gesundheitsfördernden Wirkstoffen, die in die Nährlösung abgegeben werden: Enzyme zum Beispiel verbessern die Darmfunktion, Laktobazillen fördern die natürliche Balance der Darmflora und unterstützen so die körpereigene Abwehrkraft. Der hohe Gehalt an Hefen unterstützt zudem die Regeneration der Haut.

Kombucha regt den Stoffwechsel und das Drüsensystem des menschlichen Körpers an. Zugleich wirkt das Teepilzgetränk stark entgiftend und entschlackend. Der Teepilz bietet die Chance, bis ins hohe Alter körperlich gesund, vital und wirklich lebendig zu bleiben.[82]

Ganz allgemein tritt durch regelmäßiges Trinken von Kombucha über einen längeren Zeitraum eine verjüngende Wirkung ein. Ältere Menschen berichten, dass sich ihre Haut straffte, graues Haar wieder nachdunkelte und sie sich insgesamt wesentlich vitaler und gesünder fühlten.[83]

Man kann das Kombuchagetränk fertig kaufen, aber ganz einfach auch selbst herstellen. Man braucht dafür einen Teepilzansatz, der sich dann immer weiter vermehrt. Den Ansatz kann man im Internet für ca. 16–25 Euro bestellen. Häufig wird der Teepilz auch im Freundes- und Bekanntenkreis weitergegeben.

Was Sie brauchen:

- ein großes leeres Gurkenglas, das 2–3 Liter fasst (bekommt man mit Inhalt im Supermarkt)
- 1–2 Teelöffel Schwarz- oder Grünteeblätter pro Liter Tee, den Sie ansetzen wollen
- 60 g Zucker auf 1 Liter Tee (unbedenklich, auch für Diabetiker, der Zucker vergärt fast vollständig)
- Teepilz mit Ansatzflüssigkeit, in der er geliefert und aufbewahrt wird
- etwas Verbandsmull
- ein Gummiband

82 Harnisch 1996, S. 75.

83 Fasching 1988, S. 19; Harnisch 1996, S. 55 unter Hinweis auf eigene Untersuchungen.

Zubereitung:

1. Bereiten Sie wie gewohnt Tee zu. Die Menge richtet sich nach der Größe Ihres Glasgefäßes. Brühen Sie so viel Tee auf, wie Sie brauchen, um Ihr Glasgefäß damit zu füllen.
2. Fügen Sie den Zucker zu und lassen Sie den Tee bis auf Handwärme (ca. 36 Grad) abkühlen.
3. Schütten Sie den Teepilz mit der Ansatzflüssigkeit, in der er schwimmt, in Ihr Glasgefäß. Gießen Sie den abgekühlten Tee durch ein Sieb dazu.
4. Decken Sie das Glas mit Verbandsmull ab, verschließen Sie es mit dem Gummiband und stellen Sie es 8–10 Tage lang an einen hellen und 20–23 Grad warmen Ort, beispielsweise auf eine Fensterbank.
5. Fertig ist Ihr Kombucha-Teepilzgetränk! Gießen Sie das Getränk durch ein feines Sieb und füllen Sie es in Flaschen ab, die Sie im Kühlschrank einige Wochen lang aufbewahren können.
6. Für Ihren nächsten Kombuchaansatz reinigen Sie das Glas gründlich mit warmem Wasser ohne Spülmittel. Füllen Sie ¼–½ Liter von Ihrem fertigen Kombuchagetränk in das Glas, legen Sie den Teepilz hinein und füllen Sie das Ganze wieder wie beim ersten Mal mit gesüßtem Tee auf.

20

Hormonaktive Ernährung: Lebenskraft pur

Hormonanregende Früchte und Gemüse

Im vorigen Abschnitt haben Sie einige Methoden kennengelernt, mit denen Sie sich hormonaktive Nahrung selbst herstellen können. Hier stellen wir Ihnen nun eine Reihe von Früchten und Gemüsen vor, die Sie in Ihrer täglichen Ernährung verwenden können, um die darin enthaltene hormonanregende Wirkung möglichst voll auszuschöpfen. So erreichen Sie auf natürliche Weise, dass Sie über ein Höchstmaß an Hormon-Power verfügen. Die Auswahl umfasst hormonwirksame Lebensmittel, die relativ leicht beschaffbar und in ihrer Anwendung nicht allzu exklusiv oder exotisch, sondern bei uns eher bekannt und verbreitet sind. Außerdem erhalten Sie Hinweise, welche Nahrungsmittel jeweils bei speziellen Hormonproblemen helfen können.

Artischocke (Cynara scolymus)

Artischocken gelten seit alter Zeit bei vielen Völkern als Delikatesse ebenso wie als Heilmittel. Sie gehören zur Spitzengruppe der Hormon-Superfoods, denn sie sind voll von wertvollen Pflanzenstoffen und Vitaminen wie A, E und K. Außerdem enthalten sie reichlich Aminosäuren, Enzyme und Mineralstoffe, vor allem Kieselsäure. Die Artischocke enthält außer Magnesium weitere beruhigend wirkende Pflanzenstoffe. Sie hat eine günstige Wirkung auf das Hormonsystem insgesamt und wirkt lebensverlängernd. Sie unterstützt Bauchspeicheldrüse, Leber und Galle. Außerdem hilft sie, mit erhöhten Strahlenbelastungen fertig zu werden, denen wir heute verstärkt, vor allem durch Röntgenbestrahlungen, ausgesetzt sind.

Artischocken sind Medizin, wenn auch eine sehr gut schmeckende. Am besten lässt sich diese Medizin in Form von Artischockenherzen einnehmen, die es in Dosen mariniert zu kaufen gibt – für diejenigen, die sich mit der Zubereitung nicht so gut auskennen oder denen sie zu umständlich ist.

Bei folgenden Krankheitssymptomen leisten Artischocken gute Dienste:

- Darmentzündungen, Diabetes, Blutzuckerschwankungen, Fettleber, Gallenprobleme
- Magenschmerzen, Magengeschwüre, Nahrungsmittelallergien, Nahrungsmittelunverträglichkeiten
- Arterienverkalkung, Nervenschmerzen, Osteoporose
- Schlaflosigkeit, Fruchtbarkeitsstörungen, Störungen der Schilddrüsenfunktion, Störungen des innersekretorischen Drüsensystems

Avocado (Persea americana Mill.)

Avocados enthalten so reichlich Hormon-Power, dass sie zum Basisvorrat der Speisekammer gehören sollten. Tatsächlich findet diese Frucht seit einigen Jahren bei uns immer mehr Anerkennung wegen ihrer ungewöhnlich reichhaltigen Wertstoffe. Dazu lässt sie sich auf vielfältige Weise geschmackvoll und ohne allzu großen Aufwand zubereiten.

Das Fruchtfleisch enthält beispielsweise Isothiocyanate in großer Fülle, die für die gelb-grüne Farbe verantwortlich sind. Bei Verdauungsstörungen unterschiedlichster Art wirken sie beruhigend und entzündungshemmend, vor allem bei Nahrungsmittelunverträglichkeiten, Morbus Crohn, Colitis ebenso wie bei Reizdarmleiden und Darmpolypen.

Avocados haben aber auch Strahlenschutzwirkung. Sie verlangsamen das Altern der Haut durch ihre östrogenartige Wirkung und bringen Augenringe zum Verschwinden. Selbst bei Krebserkrankungen der Fortpflanzungsorgane und des Dickdarms wird ihnen beachtlicher Nutzen nachgesagt.[84]

Die in der Frucht in günstigem Verhältnis enthaltenen Omega-Fettsäuren unterstützen das Zentralnervensystem bei seinen Aufgaben. Sie wirken symptommildernd bei Alzheimer und Demenz. Auch Schlafstörungen, Schilddrüsenerkrankungen, Angststörungen, chronische Müdigkeit, Fruchtbarkeitsstörungen und Schwäche der Fortpflanzungsorgane lassen sich durch sie günstig beeinflussen.

Banane (Musa paradisiaca)

Bananen enthalten ein reichhaltiges Angebot an Antioxidantien, Vitaminen und sekundären Pflanzenstoffen, die vor allem bei der Krankheitsabwehr gute Dienste leisten. Der in ihnen vorhandene Fruchtzucker ist an Kalium gebunden, das für das Funktionieren der Nervenbotenstoffe gebraucht wird. Dazu kommen etliche weitere lebensnotwendige Spurenelemente wie Mangan, Selen, Kupfer, Bor und Molybdän. Außerdem enthalten Bananen viele Aminosäuren, die der Körper für die Bereitstellung von Elektrolyten braucht. Das in den Bananen bemerkenswert reichlich vorhandene Tryptophan hilft bei Schlafstörungen, Ängsten und Depressionen. Es fördert innere Ruhe und Ausgeglichenheit.

Bananen sind aber auch eine ausgezeichnete Hilfe bei Verdauungsstörungen, vor allem, wenn diese stressbedingt sind. Man kennt und nutzt diese Eigenschaft seit Langem in der Volksmedizin. Bananen beruhigen den überaktiven Darm und helfen gegen Darmentzündungen, Durchfälle, nervöse Unruhe, Herzerkrankungen, Arthritis und Nebennierenschwäche.

84 William 2017, S. 94.

Gute Dienste leisten sie außerdem bei Ödemen, Sodbrennen, Über- und Unterzuckerung und Schwäche der Fortpflanzungsorgane.

Um ihre Heilwirkung gezielt auszuschöpfen, kann es durchaus angebracht sein, über längere Zeit (ein paar Monate) jeden Tag 3–5 Bananen zu essen. Der Körper selbst signalisiert im Allgemeinen, wann er genug von einem Nahrungsmittel aufgenommen hat. Man verliert dann den Appetit darauf.

Beeren

Allein der Titel des Buchs *Krebszellen mögen keine Himbeeren*[85] hat die Welt verändert, indem er den Stellenwert der Beeren für unsere Gesundheit neu definiert. Beeren sind nicht nur zierendes Beiwerk, das sich um eine Mahlzeit herumrankt, wie man lange annahm, sondern sie sind Kraftpakete, randvoll mit Vitaminen, Mineralien und Vitalstoffen. Auch geht es keineswegs allein um Himbeeren, sondern ähnlich wertvoll sind Brombeeren, Erdbeeren, Holunderbeeren und Cranberrys. Mit ihren reichlich enthaltenen Antioxidantien leisten sie alle miteinander unschätzbar wertvolle Dienste für unsere Gesundheit.

Am besten sind natürlich die Wildformen der Beeren. Wo immer Sie davon bekommen können, als Angebot in den Supermärkten oder in der Natur, ob frisch oder gefroren, ganz gleich – greifen Sie zu! Etwas Besseres an Hormon-Powernahrung können Sie kaum finden!

Die in Beeren reichlich enthaltenen Polyphenole, Aminosäuren, Enzyme und Dutzende von sekundären Pflanzenstoffen benötigt der Körper, um seine Krankheitsabwehr topfit zu halten, aber auch, um zu entgiften. Das gilt vor allem für das in ihnen enthaltene Resveratrol als weiteres wichtiges Antioxidans. Außerdem liefern Beeren wertvolle Spurenelemente wie Eisen, Magnesium, Selen, Zink, Chrom und Kalium. Sie sind wichtig für das Nervensystem, aber auch für das gesamte Hormongeschehen, das sie beleben und damit das Altern verzögern.

85 Béliveau/Gingras 2017.

Bei allen neurologisch bedingten Krankheiten sind Beeren großartige Helfer. Auch das Herz halten sie gesund und können sogar Verkalkungserscheinungen in den Adern auflösen.

Bei folgenden Krankheiten sind Beeren von besonderem Nutzen:

- Blasenentzündung, chronische Müdigkeit, Diabetes, Entzündung der weiblichen Beckenorgane, Nebennierenschwäche, Ödeme
- Arteriosklerose, Herz-Kreislauf-Erkrankungen
- Aufmerksamkeitsstörung (ADHS), Demenz, Depressionen, Parkinson
- Fruchtbarkeitsstörungen, Hitzewallungen, Schlaflosigkeit, Störungen der Schilddrüsenfunktion

Granatapfel (Punica granatum)

Der Granatapfel wird seit der Antike stark mit Fruchtbarkeit verbunden. Im Mittelmeerraum genießt er bis heute hohes Ansehen als Jungbrunnen und Energiespender. Tatsächlich verfügt er über starke Wirkungen auf den Hormonstoffwechsel, kann auf die Funktion der Nebennieren ausgleichend wirken und Burnout-Symptomen entgegenwirken. Die Kerne enthalten reines natürliches Östrogen und gelten vor allem für Frauen als wirksames Anti-Aging-Mittel. Für Männer eignet sich besonders der Saft des Granatapfels. Ein günstiger Einfluss auf die männlichen Fortpflanzungsorgane wird durch Forschungsergebnisse einer türkischen Universität aus dem Jahr 2008 bestätigt.[86]

Bei folgenden Symptomen kann Granatapfel hilfreich sein:

- Demenz, Konzentrationsschwierigkeiten, Kopfschmerzen, Orientierungsschwierigkeiten, Verkalkungserscheinungen
- Entzündungen, Muskelkrämpfe, Nervenschmerzen
- Kopfschuppen

86 Türk et al. 2008.

Empfohlen wird, mehrere Wochen lang täglich ein Glas Granatapfelsaft zu trinken. Als Saft oder auch als Smoothie lässt sich Granatapfel übrigens am einfachsten konsumieren. Man kann aber auch die Kerne aus der Frucht herauslösen und so essen.

Gemüse/Blattgemüse

Der Wert von klassischem Gemüse wie Möhren, Brokkoli, Erbsen und grünen Bohnen ist längst anerkannt. Ganz anders steht es um das Blattgemüse, das noch zu oft als nebenbei gereichte Beilage angesehen wird, die man um die Hauptmahlzeit drapiert, um sie attraktiver zu gestalten. Doch für viele Menschen ist Blattgemüse inzwischen zur eigentlichen Mahlzeit geworden – zu Recht, denn es enthält kostbare Wertstoffe, die der Körper braucht. Kopfsalat, Mangold, Spinat, Feldsalat, Brunnenkresse, Blattkohl, Rucola, Löwenzahnblätter, Petersilie und Koriander – sie alle sind wundervolle Heilmittel für das ganze Verdauungssystem. Sie fordern wenig Verdauungsarbeit, reinigen den Darm aber hervorragend von alten Abfallrückständen und Schadstoffen. Ihre Wirkung ist basisch. Sie verhindert die Übersäuerung im Blut, in den Organen, im innersekretorischen Drüsensystem, im Zentralnervensystem und im Lymphsystem.

Blattgemüse enthalten zahlreiche lebenswichtige Mineralstoffe, die für das Funktionieren der Nervenzellen und zur Bildung von Elektrolyten benötigt werden. Hinzu kommen Enzyme, Vitamin A, Vitamine der B-Gruppe, vor allem Folsäure, Carotine und eine Fülle von Mikronährstoffen, die das Drüsensystem benötigt, die aber zugleich auch für eine wirksame Krankheitsabwehr erforderlich sind.

Wenn manche Menschen sagen, sie könnten Blattgemüse nicht gut vertragen, so ist ihr Darm meist vorgeschädigt. Ihnen ist zu empfehlen, mit kleineren Mengen weicher Blattgemüse oder Spinat anzufangen und nicht zu schnell aufzugeben. Der Darm braucht etwas Zeit für die Umstellung.

Wenn Sie unter folgenden Beschwerden leiden, könnte mehr Blattgemüse in Ihrem regelmäßigen Speiseplan eine wertvolle Hilfe sein:

- Akne, Ekzeme, Arthrose, Blutarmut
- Entzündungen, speziell Darmentzündungen
- Diabetes, Unterzuckerung, Gallenprobleme, Gicht
- Magengeschwüre, Sodbrennen, Nahrungsmittelallergien
- Herz-Kreislauf-Erkrankungen, Muskelkrämpfe, Nierenstörungen, Osteoporose
- Aufmerksamkeits- und Hyperaktivitätsstörungen (ADHS), Depressionen, Migräne
- Fruchtbarkeitsstörungen, Hormonstörungen, prämenstruelle Störungen, Schwäche der Fortpflanzungsorgane, Schilddrüsenstörungen, Wechseljahrsbeschwerden, Schlaflosigkeit, Verkalkungserscheinungen

Falls Sie Salat nicht so gern mögen, können Sie im Mixer zusammen mit Gurken oder Selleriestangen einen Smoothie daraus herstellen. Auch eine Mischung aus Gemüse und Früchten, zum Beispiel Orangen, eignet sich für Smoothies. Probieren Sie einfach, was Ihrem Geschmack entsprechen könnte!

Gurke (Cucumis sativus)

Gurken sind ein äußerst gesundes Gemüse. Sie gelten als wahrer Jungbrunnen und gehören zu den Lebensmitteln, die am wenigsten Kalorien haben. Sie bestehen überwiegend aus Wasser. Wer im Sommer dazu neigt, zu wenig zu trinken, kann mit einem Stück Gurke einiges wieder ausgleichen.

Insbesondere Vitamine der B-Gruppe sind unter ihren Wertstoffen, aber auch Vitamin C und Vitamin E. Bei den Mineralstoffen ist die Gurke reich an Kalzium, Zink, Eisen, Magnesium, Kalium und Phosphor. Um die wertvollen Vitamine und Mineralstoffe zu erhalten, sollte man die Gurke übrigens mit Schale verzehren. Die Vitamine stecken in erster Linie in der Schale. Beim Kauf der Gurke ist wichtig, darauf zu achten, dass die Schale unbehandelt ist.

Zu den Inhaltsstoffen der Gurke gehören auch Enzyme, die Hilfen für die Verdauung sind. Sie sorgen außerdem dafür, dass Bakterien im Darm abgetötet werden, und bewirken eine Reinigung des Darms.

Gurken gehören zu den besonders basenreichen Lebensmitteln. Sie helfen, Säuren im Körper abzubauen. Ein gesunder Säure-Basen-Haushalt sorgt beispielsweise dafür, dass wir vor Rheuma und Gicht geschützt sind.

Auch bei geschwollenen Beinen oder Füßen können Gurken helfen, da sie entwässern. Darüber hinaus ist der Verzehr von Gurken auch bei Diabetes zu empfehlen, denn die Inhaltsstoffe der Gurke können den Blutzuckerspiegel senken.

Wer einmal etwas anderes ausprobieren möchte, kann sich statt des üblichen Gurkensalates auch eine Suppe mit Gurke zubereiten oder ein Glas Gurkensaft trinken. Frischer Gurkensaft gilt unter Experten als das beste Verjüngungstonikum der Welt.[87] Wer es gerne exotisch mag, lässt sich vielleicht von der indischen Küche inspirieren: Dort, im Ursprungsland der Gurke, kommt das grüne Gemüse auch in Currygerichten zum Einsatz.

Gurken kann man nicht nur essen, sondern auch hervorragend für Wellnessbehandlungen nutzen. Den Klassiker schlechthin stellt dabei die Gurkenmaske dar. Sie ist nicht nur wegen ihrer entspannenden Wirkung äußerst beliebt, sondern auch, weil man sie zu Hause leicht selbst machen kann. Wer nicht viel Zeit hat, sich aber dennoch etwas Gutes tun möchte, legt sich einfach fein geschnittene Gurkenscheiben auf Gesicht und Augenpartie. Da die Gurkenscheiben einen kühlenden Effekt haben, kann die Maske auch eine lindernde Wirkung bei Sonnenbränden haben.

Wer sich eine professionelle Gurkenmaske auflegen möchte, püriert eine halbe Gurke und mischt das dabei entstandene Gurkenwasser mit 3 Esslöffeln Naturjoghurt oder Quark. Anschließend trägt man die Gurkenmaske auf das Gesicht auf und lässt sie 20 Minuten einwirken. Danach wird die Maske mit lauwarmem Wasser abgewaschen.

Gurkenmasken eignen sich für jeden Hauttyp und versorgen die Haut mit viel Feuchtigkeit. Dadurch wirkt die Haut jünger und straffer. Auch

87 William 2017, S. 176.

im Kampf gegen Pickel und Mitesser ist die Gurkenmaske ein bewährtes Mittel.

Bei folgenden Beschwerden lohnt es sich, mehr Gurken zu essen:

- chronische Müdigkeit, Erkältungen, Grippe
- Fruchtbarkeitsstörungen, Hitzewallungen, Kopfschmerzen, prämenstruelle Beschwerden, Schwäche der Fortpflanzungsorgane, Wechseljahrsbeschwerden
- Magensäuremangel, Übersäuerung, Völlegefühl, Nahrungsmittelallergien
- Nebennierenschwäche, Nervenschmerzen (Neuralgien), Taubheitsgefühl

Kirsche (Prunus avium)

Kirschen regen das gesamte Drüsensystem stark an. Sie liefern wichtige Spurenelemente, vor allem Eisen und Zink. Außerdem fördern sie die Blutbildung und haben starken Einfluss auf unsere Vitalität. Kirschen sind besonders reich an Aminosäuren, vor allem an Tryptophan, das wiederum mit dem Schlafhormon Melatonin zusammenwirkt. So verringert sich die Belastung durch Stress deutlich. Für die Leber haben Kirschen eine belebende und zugleich reinigende Wirkung. Mit dem Genuss von Sauerkirschen kann man geradezu eine die Leber verjüngende Reinigungskur durchführen.

Bei folgenden Symptomen ist der Genuss von Kirschen sinnvoll:

- Belastungen durch Giftstoffe im Blut, Erschöpfungszustände, Nahrungsmittelallergien, Verstopfung
- Entzündungen der Prostata, Harnwegsinfekte, Husten, Mundgeruch, Ohrenentzündungen
- Potenzstörungen, Über- und Unterfunktion der Schilddrüse, Unfruchtbarkeit
- Schlaflosigkeit, Schwindel, Verwirrtheit

Kiwi (Actinidia deliciosa)

Kiwis, auch chinesische Stachelbeeren genannt, verfügen über erstaunliche Heilkräfte bei Diabetes sowie bei zu hohen oder zu niedrigen Blutzuckerwerten, die sie wieder auf einen gesunden Mittelwert zurückbringen. Sie liefern über 40 Mineralien, vor allem hochwirksames Vitamin C. Man sagt ihnen die Fähigkeit nach, Strahlenschäden zu beseitigen und Viren zu bekämpfen. Außerdem lindern Kiwis sehr gut Verdauungsstörungen, beispielsweise Sodbrennen, Blähungen und Völlegefühl – Störungen, die mit einem Magensäuremangel zusammenhängen. Kiwis können die Magensäure verstärken.

Bei folgenden weiteren Symptomen kann sich der Einsatz von Kiwis lohnen:

- Aufstoßen, Bauchschmerzen, Durchfälle, Verstopfung, Magenschleimhautentzündung (Gastritis)
- Entzündungen, Nervenentzündungen, Erschöpfung
- Muskelkrämpfe, Ödeme, Ohrgeräusche
- labile Stimmungen, Verlust der Libido

Mango (Mangifera indica)

Mango ist eine echte Einschlafhilfe. Am besten wirkt sie, wenn man sie vor dem Zubettgehen isst. Die darin enthaltenen sekundären Pflanzenstoffe sorgen im Gehirn für einen schnellen Schub an Neurotransmittern, die vielen unter Schlaflosigkeit Leidenden zu entspannter Nachtruhe verhelfen.

Mangos schützen außerdem vor Stress und vor Virusinfektionen. Die reichlich in ihnen vorhandenen Betacarotine halten die Haut jung und glatt. Bei Diabetes Typ 2 wirken sie ausgleichend auf die Blutzuckerwerte. Ihr hoher Magnesiumgehalt wirkt beruhigend auf das Zentralnervensystem und auf die Verdauungstätigkeit. Spitzensportlern ermöglicht die Mangofrucht, länger und intensiver zu trainieren und sich ohne Muskelkater nach Wettkämpfen schneller wieder zu erholen.

Wenn Sie unter den folgenden Symptomen leiden, lohnt es sich, Mangos auf den Speiseplan zu setzen:

- Alzheimer, Demenz, Aufmerksamkeits- und Hyperaktivitätsstörungen (ADHS), Bluthochdruck, chronische Müdigkeit, Depressionen, Schlaflosigkeit, Stimmungsschwankungen
- Fruchtbarkeitsstörungen, Gedächtnisstörungen, Nebennierenschwäche, Über- und Unterfunktion der Schilddrüse
- Darmentzündungen, Diabetes, Erschöpfung, Fettleber, Magenschleimhautentzündungen, Sodbrennen, Magengeschwüre, Verstopfung
- Makuladegeneration, Myome

Orange (Citrus sinensis), Mandarine (Citrus reticulata)

Noch zu Beginn des vorigen Jahrhunderts waren Orangen ausgesprochene Luxusgüter – für Normalsterbliche kaum erreichbar. Die Menschen der nördlichen Klimazonen litten dementsprechend im Winter unter starkem Mangel an Vitamin C, Magnesium und Kalium. Obst und Gemüse waren während der kalten Jahreszeit Mangelware. Mildern ließ sich dieser Mangel allenfalls durch Einwecken von Früchten und durch die damals noch weit verbreiteten Fermentierungstechniken, mit denen man beispielsweise Sauerkraut den Winter über verfügbar hielt.

Heute stehen uns Obst und Gemüse so reichlich zur Verfügung, dass ihr Vorhandensein zur Selbstverständlichkeit geworden ist. Was jederzeit mühelos erreichbar ist, verliert jedoch schnell an Wertschätzung. Die Menschen fürchten sich inzwischen vor Zitrusallergien. Zahnärzte warnen zu Unrecht davor, die Fruchtsäure könne den Zahnschmelz angreifen. In Wahrheit ist Zucker der Übeltäter. Kein Grund also, sich verrückt machen zu lassen!

Tatsächlich enthalten Orangen und ihre Miniverwandten – Clementinen, Mandarinen, Satsumas oder wie sie alle heißen – viele bioverfügbare Vitamine, Mineralien und weitere Wertstoffe in ungewöhnlich hoher Konzentration. Das gibt ihnen Bedeutung bei der Heilung chronischer Krankheiten, die für das 21. Jahrhundert typisch sind. Das Koenzym Glutathion, die Flavonoide und Limonoide – sie alle wirken wie eine Front gegen schädliche Bakterien und Viren. Sie schützen den Körper zugleich vor Strahlenschäden und »entschärfen« giftige Schwermetalle, denen wir immer stärker ausgesetzt sind.

Südfrüchte spenden Leben. Sie sollten zur Grundlage unserer Ernährung gehören.

Bei den folgenden Gesundheitsproblemen können Orangen und Mandarinen starke Helfer sein:

- Antriebslosigkeit, Bluthochdruck, Depressionen
- Gallenprobleme, Sodbrennen, Verstopfung
- Erkältungskrankheiten, Harnwegsinfekte, Nebennierenschwäche, Ödeme, Ohrenschmerzen, Osteoporose
- Hormonstörungen, Schwäche der Fortpflanzungsorgane, Störungen der Schilddrüsenfunktion

Um eine deutliche Wirkung zu erzielen, sollte man über mehrere Monate täglich vier Orangen und Mandarinen essen – möglichst abwechslungsreich zubereitet, beispielsweise in Salaten, als Smoothie oder mit etwas reinem Bienenhonig angerichtet.

Papaya (Carica papaya)

Die Papaya hat sich in den heimischen Obstregalen längst ihren Platz erobert. Das ganze Jahr über findet man dort die etwa ein Pfund schweren Früchte.

Ihr Saft, das Fruchtfleisch und sogar die Kerne verfügen über zahlreiche gesundheitsfördernde Wirkungen. So wirkt die Papaya mit ihren reichhaltigen Vitaminen, Mineralien und vor allem den Carotinoiden als Jungbrunnen für die Haut. Sie vermindert die Faltenbildung und lässt die Haut wieder strahlen. Außerdem verbessert Papaya die Wundheilung, hilft beim

Abnehmen, lindert Magen-Darm-Beschwerden und stärkt das Immunsystem. Sie soll sogar Krebs heilen. Auch bei den Folgen von Diabetes Typ 2 scheint das Enzym der Papaya eine gute Behandlungsmöglichkeit zu sein. Die Indios nutzen die inzwischen teilweise durch wissenschaftliche Studien belegten Heilwirkungen der Frucht schon seit Jahrhunderten.

In einer Papaya stecken nicht nur die Enzyme, sondern viele weitere wertvolle Nährstoffe. Das Fruchtfleisch gilt als echte Vitamin-C-Bombe. Schon 100 g davon decken fast den gesamten Tagesbedarf eines Erwachsenen. Außerdem finden sich in der Frucht reichlich die Vitamine A, E, B1 bis B6 und Folsäure.

An Mineralstoffen liefert sie vor allem Kalium, Kalzium und Magnesium, aber auch Mangan, Eisen, Kupfer und Zink. Dafür ist sie bei den Kalorien sparsam: Nur 32 kcal auf 100 g machen die Tropenfrucht sehr geeignet für Diäten. Sie enthält hauptsächlich Wasser und Ballaststoffe, etwas Fruchtzucker und keinerlei Fett.

Als gesunder Snack lässt sich die Papaya gut zwischendurch essen. Dafür halbiert man die reife Frucht. Ob sie reif ist, erkennt man an der gelben Schale und dem weichen Fruchtfleisch. Man entfernt die Kerne und löffelt das Fruchtfleisch direkt aus der Schale oder mischt es ins Müsli oder den Obstsalat. Die Papaya ist der ideale Vitamin-C-Lieferant für graue Wintertage.

Wenn Sie unter folgenden Krankheitssymptomen leiden, kann Papaya für Sie von Nutzen sein:

- trockene Augen, Augenringe
- Bauchschmerzen, Benommenheit, Blähungen, Durchfälle, Magenschleimhautentzündung, Verstopfung, Völlegefühl, Sodbrennen, Diabetes Typ 2
- Blasenprobleme, Gelenkschmerzen, chronische Erschöpfung, Schwächezustände
- Störungen der Schilddrüsenfunktion, Störungen des Zentralnervensystems, Taubheitsgefühle
- Depressionen, Gedächtnisprobleme

Wassermelone (Citrullus lanatus), Honigmelone (Cucumis melo)

Ganz gleich, ob Sie Wassermelonen, Honigmelonen, Galiamelonen oder andere im Handel erhältliche Varianten bevorzugen – die Melone gilt als eine der wertvollsten Früchte für die Gesundheit. Ihr Fruchtfleisch ist äußerst leicht verdaulich. Der Fruchtzucker gelangt in kürzester Zeit ins Blut und steht dem Körper zur Energieversorgung und Regeneration zur Verfügung. Die reichlich vorhandene Flüssigkeit der Frucht ist reich an bioverfügbarem Natrium und Kalium. Sie bindet unverdauliches Eiweiß, giftige Stoffwechselprodukte und Ammoniak und schwemmt sie aus. Ihr hoher Elektrolytgehalt stärkt das Nervensystem. Melonen wirken blutverdünnend und senken so das Infarkt- und Embolierisiko. Sie schützen Leber und Nieren. Außerdem enthalten sie leicht verwertbares Silizium und leisten einen wesentlichen Beitrag zur Gesundheit der Knochen, Zähne, Gelenke, Sehnen, Bänder sowie des gesamten Bindegewebes.

Melonen können bei folgenden Symptomen gesundheitlichen Nutzen bringen:

- Akne, Beinkrämpfe, Bindegewebsentzündungen, brüchige Nägel
- Darmentzündungen, Leberstörungen, Magengeschwüre, Verstopfung, Nahrungsmittelallergien, Diabetes Typ 2, Blutzuckerschwankungen
- Entzündungen, Gelenkschmerzen, Harnwegsinfekte, Nierenerkrankungen, Übersäuerung des Blutes, Osteoporose
- Herz-Kreislauf-Erkrankungen, schlechte Durchblutung
- Depressionen, Hyperaktivitäts- und Aufmerksamkeitsstörungen (ADHS), Muskelzuckungen, Parkinson
- Schwäche der Fortpflanzungsorgane, Schwächezustände, vorzeitiges Altern

Wenn Sie den vollen gesundheitlichen Nutzen der Melone ausschöpfen wollen, empfiehlt es sich, einige Monate lang jeden Tag eine halbe Melone zu essen.

TIPP FÜR DEN EINKAUF:

Reife Wassermelonen klingen hohl und Honigmelonen dumpf, wenn man dagegen klopft. Unreife Melonen geben kaum ein Geräusch von sich. Bei der Ernte bereits ausgereifte Melonen haben das intensivste Aroma. Allerdings reifen Melonen zu Hause noch etwas nach. Der süßliche Geruch der Frucht ist ein weiteres Merkmal dafür, dass sie reif ist. Im Vergleich zu gleich großen unreifen sind reife Melonen außerdem schwerer.

Weintrauben (Vitis vinifera)

Vor allem rote Trauben gelten wegen des in der Schale hochkonzentriert enthaltenen Resveratrols als wirksames Anti-Aging-Mittel für Frauen und Männer. Der sekundäre Pflanzenstoff Resveratrol schützt die Venen und Blutgefäße, regt das Herz-Kreislauf-System an und stärkt die Krankheitsabwehr, vor allem gegen Krebs. Alle Traubensorten, rote wie weiße, eignen sich, die Nierentätigkeit anzuregen. Die in ihnen enthaltenen sekundären Pflanzenstoffe binden Abfallprodukte und entgiften den Körper auf diese Weise. Auch für die Reinigung der Leber leisten Weintrauben großartige Dienste. Sie sorgen für einen wertvollen Energieschub für Sportler ebenso wie für geistig Schaffende.

Wenn Sie unter folgenden Symptomen leiden, lohnt es sich, Trauben zu essen:

- Allergien, Benommenheit
- Entzündungen, Erschöpfung
- Husten, Körpergeruch
- Hitzewallungen, prämenstruelle Spannungen, Rückenschmerzen

Einkaufsliste: hormonaktive Lebensmittel für jeden Tag

Die folgende Einkaufsliste soll Ihnen helfen, einen Überblick über die mögliche Grundausstattung mit hormonaktiven Nahrungsmitteln für den Alltag zu gewinnen. So kaufen Sie gesund ein.

Natürlich kann diese Liste nicht vollständig sein. Doch sie will Anregungen geben, wie eine gesunde, hormonaktive Ernährung beschaffen ist. Diese Anregungen lassen sich je nach Geschmack und Bedarf variieren oder ergänzen.

Milchprodukte

- Buttermilch, Kefir, Joghurt

Gemüse

- Karotten, Sellerieknolle und Selleriekraut, Rote Bete, Zwiebel, Frühlingszwiebel, Lauch, Bärlauch
- Meerrettich (Kren), Rettich, Grünkohl, Weißkohl, Rotkohl, Brokkoli
- Knoblauch, Petersilienwurzel, Pastinaken
- Pilze nach Angebot
- Salate, vor allem Endivien, Radicchio, Rucola, Feldsalat, Wildkräuter wie zum Beispiel Löwenzahn oder Brennnessel
- Erbsen, Fenchel, Spinat, Spargel und grüne Bohnen
- Tomaten, Zucchini, Kürbis, Kapern, auch Kapernbeeren

Fette

- Butter, Olivenöl, Rapsöl, Kokosöl, Nussöle, Hanföl, Leinöl

Proteine

- Fisch, vor allem Seefisch, zum Beispiel Wildlachs, Seehecht, Dorsch, Heilbutt, Makrele, Sardine, Scholle
- Meeresfrüchte, vor allem Austern und Garnelen
- Eier, Käse und Quark
- Fleisch – eher selten, am besten vom Schaf, Rind oder Geflügel

Samen, Kerne, Ölfrüchte und Nüsse

- Chiasamen, Leinsamen, Sonnenblumenkerne, Kürbiskerne, Pinienkerne
- Mandeln, Walnüsse, Cashewnüsse, Haselnüsse, Erdnüsse, Pekannüsse, Macadamia, Mohn, Kokos
- Oliven und Pistazien

Stärkereiche Lebensmittel

- Quinoa, Amaranth, Couscous, Bulgur, Mais, Esskastanien
- Dinkel, Buchweizen, Hirse, Hafer, Süßkartoffeln und Yams
- Bohnen, Erbsen, Linsen, Kichererbsen

Kräuter und Gewürze

- Chili, Ingwer, Curry
- Petersilie, Schnittlauch, Gartenkresse, Liebstöckel, Koriander, Kreuzkümmel, Oregano, Bohnenkraut
- Kakao, Vanille, Kardamom, Zimt

Früchte

- Äpfel, Birnen, Kirschen, Himbeeren, Heidelbeeren, Ananas, Feigen, Goji, Mango, Bananen, Granatapfel, Kiwi, weiße und vor allem rote Weintrauben, Avocado, Zitronen, Orangen, Limonen, Mandarinen, Clementinen

Getränke

- Wasser ohne Kohlensäure, Hibiskusblütentee, Früchtetee, Kräutertee, Jiaogulan-Tee, Rotwein (in geringen Mengen), Kombucha-Teepilzgetränk

Sonstiges

- Propolis, Honig
- Spirulina-Algen, Meeresalgen, Meersalat

Teil V

Veränderungen im Lebensstil

21

Bewegung in der Natur bringt die Hormone auf Trab

In diesem Kapitel erfahren Sie mehr darüber, warum Bewegung für Ihr Hormonsystem so wichtig ist und was Sie beachten sollten, um möglichst viel Freude und Gesundheitserfolg dabei zu gewinnen.

Stressabbau durch Bewegung

Leben ist Bewegung. Der menschliche Körper ist auf Bewegung hin angelegt. Ihre ganze Entwicklungsgeschichte hindurch, vom Jäger und Sammler bis zum Ackerbauern, immer haben sich die Menschen bewegt. Erst seit den letzten fünfzig Jahren sitzen sie – in der Schule, im Auto, im Büro, an Computern, vor Bildschirmen, im Beruf und in der Freizeit. Sie sitzen und sitzen ihr ganzes Leben hindurch.

Bewegung vertreibt Krankheit. Wenn Bewegung fehlt, öffnen wir der Krankheit die Türen. Regelmäßige körperliche Bewegung wirkt sich günstig auf Herz und Lungen aus. Sie verbessert den Zustand der Blutgefäße, der Muskeln, Sehnen und Bänder, regt den Hormonhaushalt an und hebt die seelische Stimmung. Ganz nebenbei beeinflusst Bewegung auch noch das Körpergewicht: Sie hilft, überflüssiges Fett abzubauen.

Langzeitstudien an insgesamt mehr als einer Million Menschen ergeben einen Unterschied in der Lebenserwartung von bis zu zehn Jahren zwischen denjenigen, die sich sportlich betätigen, und denen, die sich kaum bewegen.[88]

Als Sammler, Jäger und Ackerbauern waren die Menschen ständig in Bewegung, um Nahrung zu beschaffen. Uns modernen Menschen stehen immer neue Apparate zur Verfügung, die uns körperliche Anstrengungen ersparen. Gegenüber früheren Generationen haben wir mehr an Freizeit gewonnen. Wir müssen lernen, einen Teil dieser Freizeit freiwillig für Bewegung einzusetzen, wenn wir gesund bleiben wollen.

Ohne regelmäßige Bewegung funktioniert unsere körpereigene Abwehr nicht. Ohne Bewegung übersäuert unser Körper. Die Muskeln verkümmern. Sie lagern Schlackenstoffe ein. Ohne Bewegung kann selbst das Herz nicht richtig arbeiten. Und im Gehirn tritt Sauerstoffmangel ein, der unser Denkvermögen und das Wohlbefinden beeinträchtigt.

Bewegung bringt Lebensfreude, hilft gegen Depressionen, Übergewicht, Rückenschmerzen, Schlafstörungen und vieles mehr. Bewegung hält uns jünger, als es unserem kalendarischen Alter entspricht. Bewegung baut Stress ab. Durch Bewegung kommen wir zur Ruhe. Fehlt die Anspannung, so tritt auch die Entspannung nicht ein. Bewegungsmangel öffnet allen möglichen hormonellen Störungen, von Potenzstörungen bis hin zu chronischer Müdigkeit oder typischen Frauenkrankheiten, die Tür.

Regelmäßig reichlich Bewegung regt den Stoffwechsel an, sorgt für gute Durchblutung und aktiviert das gesamte Drüsensystem. Kein Wunder, dass Sportlerinnen und Sportler selbst in fortgeschrittenem Alter oft weit jünger wirken, als es ihren Lebensjahren entspricht.

88 Berres 2012.

Zu viel Ehrgeiz schadet

Auf keinen Fall sollten Sie Ihr Bewegungsprogramm übertreiben. Zu viel Ehrgeiz schadet mehr, als er nutzt. Manche Hobbysportler, die plötzlich Höchstleistungen erbringen möchten, schaden ihrem Körper, indem sie ihn zu den vorhandenen Belastungen zusätzlichem neuem Stress aussetzen.

Die richtige Sportart finden

Laufen, Walking, Schwimmen, Radfahren, Inlineskaten, Skilaufen, Tanzen oder Wandern – im Grunde ist es gleich, für welche Bewegungsart Sie sich entscheiden. Hauptsache, Sie haben viel Freude dabei! Ohne Spaß an der Sache wird Ihr Bewegungsprogramm schnell zur lästigen Pflichtübung, die Sie schwerer auf Dauer durchhalten.

Wichtig ist: Sie sollten wenigstens drei- bis viermal pro Woche richtig ins Schwitzen kommen. Als Belastungsdauer empfiehlt der bekannte Sportarzt und langjährige Betreuer der deutschen Fußballnationalmannschaft Dr. Müller-Wohlfahrt jeweils 30–60 Minuten. Der Puls sollte dabei schon 130 erreichen.[89]

Frischluft und Sonne

Wenn wir uns möglichst viel draußen in der frischen Luft bewegen (und nicht nur in Sporthallen und Fitnesszentren), geben wir unserem Körper die Chance, reichlich Vitamin D zu tanken.

UVB-Strahlen sind entscheidende Impulsgeber für das Hormonsystem. Sobald Licht auf die Netzhaut fällt, beginnt das Stammhirn, das Wohlfühlhormon Serotonin zu produzieren. Dieser Botenstoff beeinflusst

89 Müller-Wohlfahrt 2003, S. 138.

unsere Stimmung. Er regt den Appetit an und vermindert Angst. Mangel an Licht macht müde und kann zu Depressionen führen.

Vitamin D hilft, zahlreiche Arten von Krebs zu verhindern, unter ihnen Brustkrebs, Dickdarmkrebs, Prostatakrebs und Bauchspeicheldrüsenkrebs. Darüber hinaus ist es in der Lage, Krebszellen zu vernichten.[90]

WICHTIG

Durch unseren Lebensstil können wir unser Hormonsystem entscheidend beeinflussen.

90 Vgl. hierzu Teil III // Kapitel 18, Abschnitt »Vitamin D: Sonnenlicht tanken«, S. 130.

22

Gesund denken

In fortgeschrittenem Alter kann gute Laune lebenswichtig sein. Mit einer positiven Grundeinstellung lebt man erwiesenermaßen gesünder. Wer sich von Sorgen und Problemen niederdrücken lässt, wird eher krank, altert schneller und gerät leichter in einen hormonell unausgeglichenen, gestressten Zustand.

Deshalb beginnt dieser Abschnitt mit einem kleinen Test, der Ihnen hilft herauszufinden, wie es um Ihre Einstellung zum Leben bestellt ist. Wo befinden Sie sich auf dem Weg zu einem hormonell ausgeglichenen, guten Leben? Weiter erfahren Sie, warum Menschen mit einem guten Leben gesünder sind, wie Sie Ihre eigene Einstellung zum Leben verbessern können und warum Begeisterungsfähigkeit die beste Nahrung für das Gehirn ist.

SELBSTTEST: UNTERWEGS ZU EINEM GUTEN LEBEN?

Wie weit sind Sie auf dem Weg zu einem hormonell ausgeglichenen, guten Leben schon fortgeschritten? Und in welche Richtungen könnten Sie Ihr Leben weiterentwickeln? Der folgende kleine Test hilft Ihnen, genauer herauszufinden, wie es um Ihren persönlichen Lebensstandort steht – und um Ihre Chancen, bei guter hormoneller Gesundheit ein möglichst hohes Lebensalter zu erreichen. Der Test dient nicht dazu, die Qualität Ihres Lebensstils zu messen, sondern will Ihnen dabei helfen zu erkennen, wie Sie sich hin zu einem gesunden, guten Leben weiterentwickeln können.

Kreuzen Sie spontan jeweils eine der drei möglichen Antworten auf die folgenden Fragen an.[91]

- Was mein Leben anbetrifft, so halte ich mich eher für …

(1) einen Pechvogel
(2) halbwegs glücklich
(3) einen Glückspilz

- Wenn ich mich mit anderen Menschen vergleiche, geht es …

(1) allen anderen besser
(2) mir ungefähr ebenso gut wie den anderen
(3) mir deutlich besser

- Geld ist für mein Leben …

(1) sehr wichtig
(2) halbwegs wichtig
(3) weniger wichtig

91 Dieser Test geht auf Horbach 2008, S. 22 ff., zurück, ist hier allerdings in Inhalt, Zielrichtung und Ergebnisbewertung wesentlich verändert.

☐ Die Verhältnisse in meinem Leben sind …
(1) ziemlich chaotisch
(2) einigermaßen in Ordnung
(3) klar geordnet

☐ Ich bin dankbar für das, was ich habe.
(1) nie/selten
(2) manchmal
(3) sehr oft

☐ Wenn mir etwas Unangenehmes zustößt, dann komme ich ziemlich schnell darüber hinweg.
(1) stimmt nicht
(2) stimmt halbwegs
(3) stimmt fast immer

☐ Meine tägliche Fernsehzeit beträgt …
(1) mehr als drei Stunden
(2) zwei bis drei Stunden
(3) eine Stunde oder weniger

☐ Nach anstrengenden Phasen kann ich mich schnell wieder erholen.
(1) ganz schlecht
(2) halbwegs
(3) sehr schnell

☐ Freizeit bedeutet für mich
(1) faulenzen
(2) mäßig aktiv sein
(3) aktiv sein

☐ Ich betätige mich regelmäßig sportlich.
(1) nie
(2) ab und zu
(3) mehrmals pro Woche

☐ Ich treffe mich mit Freunden.
(1) nie/selten
(2) gelegentlich
(3) regelmäßig

☐ Wenn sich mir eine Chance bietet und die Gefahr des Scheiterns nicht zu groß ist, dann gehe ich schon mal Risiken ein.
(1) nie
(2) gelegentlich
(3) oft

☐ Ich bin zufrieden mit dem, was ich habe.
(1) nie/selten
(2) halbwegs
(3) (fast) immer

☐ Ich kann mich sehr gut selbst motivieren.
(1) nein, ich brauche Vorgaben
(2) manchmal
(3) (fast) immer

☐ Ich erlebe das Gefühl der Zeitlosigkeit …
(1) nie
(2) manchmal
(3) sehr oft

☐ Ich habe ein Hobby, mit dem ich mich gern beschäftige.
(1) nein, ich habe kein Hobby
(2) manchmal
(3) intensiv

☐ Ich habe eine Vision, wie mein Leben in fünf Jahren aussehen wird.
(1) nein, keine Ahnung
(2) halbwegs
(3) klare Vision

☐ In meinem Leben fühle ich mich …
(1) sehr abhängig
(2) teilweise abhängig
(3) total frei

☐ Einen Streit oder eine Auseinandersetzung kann ich auch schnell wieder vergessen.
(1) nie
(2) selten
(3) fast immer

☐ Ich verspüre das Gefühl von Weiterentwicklung und Wachstum.
(1) nie
(2) manchmal
(3) oft

☐ Ich lache …
(1) nie/selten
(2) manchmal
(3) sehr oft

☐ Ich weiß genau, was ich will.
(1) keine Ahnung
(2) meistens
(3) habe klare Ziele

☐ Ich kann mich sehr gut auf eine Sache konzentrieren.
(1) nie/selten
(2) teilweise
(3) immer

☐ Meine Aktivitäten betreffend bin ich …
(1) faul/träge
(2) manchmal aktiv
(3) immer aktiv

☐ Ich glaube an einen höheren Sinn im Leben.
(1) nein
(2) teilweise
(3) ja

☐ Zeiten des Alleinseins sind für mich …
(1) furchtbar beängstigend
(2) teils, teils
(3) oft genussvoll

☐ Ich habe echte Freunde, die ich auch nachts um Hilfe bitten könnte.
(1) nein
(2) eventuell
(3) ganz sicher

☐ Ich kann gut schlafen.
(1) nie/selten
(2) meistens
(3) immer

AUSWERTUNG
Für jede angekreuzte Antwort erhalten Sie die bei dieser Antwort in Klammern angegebene Punktzahl. Addieren Sie Ihre einzelnen Punkte.

70 bis 84 Punkte: Ihr Gefühl dafür, was Ihnen guttut, ist bereits ziemlich ausgeprägt. Wenn Sie diese Fähigkeit noch weiter entfalten wollen, lohnt es sich, Ihre Testergebnisse einmal genauer anzuschauen. Dort, wo Sie weniger als drei Punkte erreicht haben, können Sie bei der Arbeit an Ihrer eigenen Entwicklung ansetzen – immer in Richtung Antwort 3.

56 bis 69 Punkte: Sie haben meist klare Vorstellungen davon, was für Sie wirklich gut ist. Teilweise wirken in Ihnen aber noch alte Denkmuster, die Sie in Ihrer Entfaltung einschränken. Wenn Sie es schaffen, sich von diesen überholten Mustern zu lösen und sie durch neue Ideen zu ersetzen, die wirklich zu Ihrem Leben passen, werden Sie Ihre persönliche Fähigkeit für ein gutes Leben deutlich erweitern können. Am besten schauen Sie sich Ihre Testergebnisse noch einmal an. Überall dort, wo Sie eine geringe Punktzahl erreicht haben, können Sie mit der Arbeit an Ihrem Leben ansetzen. Die Richtung für die anstehenden Verbesserungen geben Ihnen jeweils Antwort 2 und 3 an.

28 bis 55 Punkte: Ihre Vorstellungen von einem guten Leben sind oft noch durch Denk- und Verhaltensmuster bestimmt, die Sie irgendwann in Ihrem Leben erlernt haben. Sie könnten sehr davon profitieren, wenn Sie sich von diesen alten Mustern lösen. Entwickeln Sie stattdessen neue Verhaltensmuster, die Ihre Fähigkeiten für ein gutes Leben fördern. Die Richtung für Ihren persönlichen Weg geben Ihnen jeweils die Antworten 2 und 3 an. Konzentrieren Sie sich bei Ihrer Arbeit an Ihrem persönlichen Leben jeweils auf ein Thema. Wenn Sie hier Fortschritte erkennen, wenden Sie sich dem nächsten Thema zu, an dem Sie arbeiten möchten.

Gutes Leben kann man lernen

Gutes Leben ist kein Zufall, und es fällt auch nicht immer vom Himmel. Aber wir können lernen, uns wohler zu fühlen. Die meisten Menschen laufen mit einem chronischen Defizit an angenehmen Gefühlen durch ihr Leben. Doch die moderne neurobiologische Forschung zeigt: Wir können positive Gefühle selbst hervorrufen, indem wir unser Gehirn entsprechend anregen. Das gelingt nicht nur bei jungen Menschen, diese Fähigkeit lässt sich noch bis ins hohe Alter steigern.

Aber was ist ein gutes Leben? Und welche Fähigkeiten braucht man, um ein gutes Leben zu führen? Gehört das Unglück nicht als fester Bestandteil zum menschlichen Leben, schicksalhaft und unabwendbar? Die Neurobiologen sagen entschieden: Nein. Glück oder Unglück sind nicht genetisch festgelegt und nicht durch Schicksal vorbestimmt. Die Fähigkeit, ein gutes Leben zu führen, ist erlernbar. Sie lässt sich trainieren, wie man seine Muskeln oder sein Gedächtnis trainiert.

Gutes Leben stärkt die Hormone

Gutes Leben ist kein Leben im Schlaraffenland, wo einem die gebratenen Tauben von selbst in den Mund fliegen. Persönlichkeitsentfaltung braucht Widerstände. Belastungen in der Familie, im Freundeskreis und im Beruf gehören zum Leben. Jeder kennt die Wut im Bauch, die Last im Kreuz oder den Wunsch, aus der Haut zu fahren. Solche Redewendungen spiegeln wider, was in unserem Körper geschieht, wenn Stress uns bedrängt und uns alles zu viel wird.

Solange Zustände von Unbehagen vorübergehend auftreten, sind wir nicht krank, sondern eben nur derzeit unglücklich. Krankheit und hormoneller Verschleiß entstehen erst, wenn sich negativer Stress dauerhaft in uns festsetzt. Dazu sollten wir es möglichst gar nicht erst kommen lassen, sondern rechtzeitig Veränderungen zur Stressbekämpfung in unserem Leben vornehmen, soweit das irgendwie in unserer Hand liegt.

Wissenschaftliche Untersuchungen über die gesundheitlichen Folgen von Ärger haben zu eindrucksvollen Ergebnissen geführt. Sie zeigen, wie extrem schädlich sich negative Gedanken und Empfindungen unmittelbar auf unsere körperliche Gesundheit auswirken:

- Negative Gefühle können dem Körper so stark zusetzen, dass sie ihn töten. Menschen, die dachten, dass sie sterben müssten, starben tatsächlich – obwohl die Diagnose auf einem Missverständnis beruhte.
- Wer davon überzeugt ist, dass er schwer krank ist oder schlechte Heilungsaussichten hat, erkrankt stärker und hat schlechtere Heilungschancen.
- Negative Gedanken und Gefühle blockieren im Gehirn die Wirkung der Wohlfühlhormone. Schmerz und Leid werden dann stärker empfunden.
- Negative Gedanken und Ängste sind ansteckend, wie die vielen Beispiele von Massenhysterien zeigen.
- Angst und Ärger wirken sich negativ auf die Blutgerinnung und die Abwehrkräfte aus. Schlechte Gefühle verstärken die Neigung zu

Thrombosen, behindern die Arbeit der Immunzellen und erhöhen damit das Infektionsrisiko.

- Wer sich unzufrieden und niedergeschlagen fühlt, dessen Wunden heilen schlechter und langsamer.

Wo in der Welt leben die Menschen am besten?

Forscher haben vor wenigen Jahren eine Wohlfühl-Weltkarte entwickelt. Sie versuchen auf diesem Wege herauszufinden, in welchen Ländern die Menschen sich am wohlsten fühlen und wo sie am unglücklichsten sind. Auf diese Weise hofft man, mehr über die Ursachen für ein gutes Leben herauszufinden. Auf dieser Wohlfühl-Weltkarte stehen die Länder Dänemark (1), Schweiz (2), Österreich (3), Island (4), Finnland (6) und Schweden (7) ganz vorne in der Skala. Erst weit im Mittelfeld finden sich die USA (23), Deutschland (35) und Frankreich (62). Weit abgeschlagen folgen China (82), Japan (90) und Indien (125). Deutschland erreicht etwa den gleichen Wohlfühlrang wie Kolumbien, Honduras und Kuwait.[92] Wohlstand ist demnach nicht die entscheidende Voraussetzung für ein gutes Leben. Eher scheinen die sozialen Spielregeln der Gesellschaft eine Rolle zu spielen. Auffallend ist, dass alle skandinavischen Länder in der Spitzengruppe zu finden sind. Am unglücklichsten scheinen die Menschen dort zu leben, wo Armut und Unfreiheit zugleich am größten sind.

Das wollte ich immer schon machen …

Unser Gehirn kann sich verändern, auch das Gehirn von Erwachsenen, von Lehrern und Führungskräften, selbst das von alten Leuten. Allerdings wird man es anders nutzen müssen als bisher. Professor Gerald Hüther, namhafter Neurobiologe an der Universität Göttingen, fragt: »Was müsste geschehen,

92 Adrian White, University of Leicester, 2006, zitiert nach Horbach 2008, S. 164.

damit die Menschen ihre Gedanken auf ganz neue Wege schicken und neue Vorstellungen entwickeln können über das, worauf es im Leben ankommt?« Die Hirnforscher können diese Frage exakt beantworten, selbst wenn ihre Erkenntnisse im Grunde nur das bestätigen, was wir als Laien längst wissen: Es muss etwas geschehen, was uns in unserem Innersten berührt, uns wachrüttelt, eine alte Sehnsucht weckt, die uns längst abhandengekommen schien, weil sie in unserem Gehirn durch spätere Erfahrungen überlagert und verschüttet worden ist. Es geht darum, etwas wiederzufinden, was wir verloren haben: unsere Fähigkeit, die Welt mit den Augen des Kindes zu sehen, das wir einmal waren, frisch, neugierig, unverstellt von Vorurteilen und dem Kleister aus jahrzehntelang angesammelten Frustrationen. Vielleicht existiert da irgendwo tief in Ihrem Inneren der Wunsch: »Das wollte ich immer schon machen.« Leben Sie Ihren Wunsch!

Gutes Leben hängt von unserer eigenen Sichtweise ab

Optimisten leben länger. Eine Reihe von Psychologen hat im Jahr 2000 an der Universität in Kentucky eine äußerst interessante Studie über das Altern und die Alzheimer-Erkrankung erstellt. Dabei konnten sie auf kostbares Material in Gestalt von 70 Jahre alten Dokumenten zurückgreifen. Im Jahr 1930 waren 180 Frauen in einen Nonnenorden eingetreten und hatten ihr Gelübde abgelegt. Die Oberin des Ordens bat damals alle Novizinnen, einen Aufsatz über ihr Leben zu schreiben. Darin sollten vor allem Schlüsselerlebnisse aus ihrer Kindheit und der Schulzeit vorkommen, aber auch ihre Erwartungen an ihr künftiges Leben.

70 Jahre später werteten Forscher diese Aufsätze anhand bestimmter Schlüsselbegriffe aus, die in den Texten vorkamen. Für positive Emotionen wählten sie zum Beispiel Begriffe wie Glück, Interesse, Liebe, Hoffnung und Dankbarkeit. Für negative Emotionen wählten sie Worte wie Ärger, Trauer, Desinteresse, Angst und Scham. Dann teilten sie die damaligen Novizinnen in vier Gruppen ein: von der »fröhlichsten Gruppe« bis zur »unfröhlichsten«. Anhand noch vorhandener Unterlagen half ihnen der

Orden, die Nonnen aus der Studie aufzusuchen, die noch lebten. Aus der »fröhlichsten Gruppe« lebten von den inzwischen 85 Jahre alten Nonnen noch 90 Prozent; aus der »unfröhlichsten Gruppe« dagegen nur noch 34 Prozent. Das Alter von 94 Jahren erreichten aus der »fröhlichsten Gruppe« immerhin noch 50 Prozent. Das bedeutet: Durchschnittlich jede zweite Nonne aus dieser Gruppe wird wahrscheinlich das Alter von 94 Jahren erreichen. Die Ergebnisse in den beiden »unfröhlichen Gruppen« sahen sehr viel ungünstiger aus. In diesen beiden Gruppen wird rein statistisch nur jede siebte bis achte Nonne ein Alter von 94 Jahren erreichen.

Das Untersuchungsmaterial für diese berühmt gewordene Studie war ein ganz seltener Glücksfall. Denn alle Nonnen dieser Studie lebten unter gleichen Lebensbedingungen, im gleichen sozialen Umfeld, mit gleicher Ernährung, gleichem Tagesablauf und gleicher medizinischer Versorgung. Alle diese Faktoren konnten daher für die unterschiedlich lange Lebensdauer ausgeschlossen werden. Damit blieb außer genetischer Veranlagung und einigen wenigen anderen Faktoren als ausschlaggebender Unterschied die positive oder negative Grundeinstellung zum Leben. Neun Jahre mehr Lebenszeit für die Optimisten, das ist beachtlich.[93]

Auf die Sichtweise kommt es an: Unsere Einstellungen zu Situationen, zu Gegebenheiten, Begegnungen, zu unserem Leben überhaupt – sie alle haben einen ganz wesentlichen Einfluss auf unser Leben. Einstellungen sind veränderbar. Wir können ein Glas Wasser als halb voll oder als halb leer betrachten. Die Sichtweise liegt bei uns selbst. Die Psychologin und Glücksforscherin Heide-Marie Smolka schlägt ein kleines Experiment vor, mit dem man seine Einstellung zum Leben selbst überprüfen kann. Vollenden Sie einfach spontan und ohne erst lange zu überlegen diesen Satz: Die Welt ist voller …! Natürlich hängt es auch von der Tagesform ab, wie jemand antwortet, ob positiv oder negativ. Wer gerade frisch verliebt ist, wird antworten: Die Welt ist voller Glück oder voller Liebe. Wem gerade sein Geld gestohlen wurde, der wird negativ antworten, etwa so: Die Welt ist voller Kriminalität oder voller Verbrechen. Doch abgesehen von solchen aktuellen

93 Danner et al. 2000, zitiert nach Horbach 2008, S. 74; Seligman 2011, S. 19 ff.

Befindlichkeiten zeigt diese kleine Übung häufig eine positive oder negative Grundeinstellung zum Leben. Ist sie negativ, so wird es Zeit, sie zu verändern, indem man sich in jeder unangenehmen Situation die positiven Seiten ins Bewusstsein rückt.

Wenn Sie also wieder einmal im Stau stehen, könnten Sie sich bewusst machen, dass Ihr Schimpfen und Fluchen nichts bringt – außer Ärger und hohen Blutdruck. Die Situation lässt sich im Augenblick nicht ändern. Doch es bleibt Ihnen die Möglichkeit, das Beste daraus zu machen, indem Sie Ihre Aufmerksamkeit auf die positiven Aspekte richten: Wie könnten Sie die Zeit alternativ nutzen? Was können Sie aus der Situation lernen? Was könnten Sie in Zukunft anders machen? – In Situationen, an denen Sie nichts ändern können, werden Sie auf diese Weise mehr Gelassenheit entwickeln. Mit einiger Übung wird es Ihnen immer besser gelingen, das Gute zu sehen und das Beste daraus zu machen. Selbst Menschen, auf die Sie ärgerlich reagieren, können Sie so für sich selbst als »Lehrer der Geduld« akzeptieren. Die Situation selbst verändert sich dadurch nicht. Aber sie gewinnt einen Sinn und es wird leichter, sie durchzustehen.

Sich an den kleinen Dingen freuen

Der Psychoanalytiker Erich Fromm erzählt die Geschichte einer Frau, die in der Küche Erbsen aus ihren Hülsen entfernt hat. Später am Morgen trifft sie einen Bekannten. Voll Begeisterung sagt sie zu ihm: »Ich habe heute zum ersten Mal gesehen, dass Erbsen rollen.«

Das klingt banal? Nichts in unserem Leben ist gewöhnlich. Für viele Menschen besteht das Leben aus ständigem Aufstieg, um auf noch höhere Gipfel zu gelangen. Gleichzeitig erleben sie das Gefühl als bedrückend, in der alltäglichen Routine zu ersticken. In Wirklichkeit ist nichts in unserem Leben gewöhnlich. Ganz gleich, ob wir Gemüse putzen, um eine Suppe daraus zu kochen, ob wir Wäsche waschen, unsere Wohnung reinigen oder gerade ein Buch schreiben. Alles ist gleich wichtig. Thich Nhat Hanh, weltweit anerkannter Friedensaktivist und Meditationslehrer, schreibt in einem seiner Tagebücher: »Das Spülen und Kochen ist der Weg zur Buddhaschaft.« Geboren werden, sterben, Atem holen, ein Geburtstagsfest feiern, in die Frühlingssonne blinzeln, sich am Schnurren einer Katze freuen, das Herbstlaub im Park riechen, ein Gericht aus Wildkräutern kochen, mit Freunden essen, ein Gespräch führen mit jemandem, der einem nahesteht oder nicht – alles ist wichtig, wenn man das, was man gerade tut, aus ganzem Herzen tut.

Begeisterung ist die beste Nahrung fürs Gehirn

Begeisterung ist die beste Nahrung für das Gehirn. Das kennt jeder von uns: Wenn uns etwas wirklich wichtig ist, dann strengen wir uns an, um es zu erreichen. Dann richten wir unsere gesamte Aufmerksamkeit gebündelt auf dieses Ziel. Dann unterdrücken wir alle möglichen anderen Bedürfnisse, wir entwickeln Pläne und Strategien, um das, was uns so wichtig ist, auch wirklich zu erreichen. Und wenn das Ganze dann tatsächlich klappt, sind wir begeistert. Über uns selbst und über das, was wir erreicht haben, vielleicht auch noch über all die anderen, ohne deren Hilfe wir das alles nicht geschafft hätten. Eine ganze Fülle neuronaler Netzwerke wird in diesem Zustand der Begeisterung aktiviert. Immer dann, wenn wir uns für etwas so richtig begeistern, wenn uns etwas unter die Haut geht, wenn uns etwas besonders gut gelungen ist, wird in unserem Mittelhirn eine Gruppe von Nervenzellen aktiviert. Mithilfe moderner bildgebender Verfahren können die Forscher heute sehen, welche Zellgruppe bei welchen Eindrücken erregt wird. Die Zellen schütten dann an den Enden ihrer langen Fortsätze einen Cocktail von Nervenbotenstoffen aus. Sie aktivieren Wohlfühlhormone. So entsteht Glücksgefühl. Im Routinebetrieb der Pflichterfüllung, wenn wir eben nur mehr oder weniger lustlos funktionieren, vielleicht auch noch genervt abarbeiten, was anliegt, geschieht nichts dergleichen, sondern eben nur in diesem wunderbaren Zustand der Begeisterung.

Die Botenstoffe Adrenalin, Noradrenalin, Dopamin und noch andere lösen eine ganze Kaskade von Wohlfühlsignalen aus, die zwischen den Nervenzellen des Gehirns weitergeleitet werden. Das Interessante dabei ist: Die Nervenzellen beginnen daraufhin, neue Kontakte auszubilden. Auf diese Weise werden alle jene neuronalen Netzwerke ausgebildet, die im Hirn aktiviert wurden, um genau das zustande zu bringen, was uns so sehr begeistert hat. Unser Gehirn entwickelt sich so, wie wir es mit Begeisterung nutzen und wofür wir es nutzen.

Was hindert uns eigentlich daran, unser Leben grundlegend zu verändern? Warum wursteln wir lieber immer so weiter wie bisher? Wovor haben wir Angst? Und weshalb jagen wir uns gegenseitig immer wieder Angst ein? Was hindert uns daran, einander anders zu begegnen, annehmender vielleicht, freundlicher und liebevoller? Haben wir den Mut zum Aufbruch verloren? Wo sind unsere Träume geblieben? Können wir wieder Zugang zu ihnen finden? Unseren Mut wiedergewinnen?

Eine Möglichkeit besteht darin, anhand von Leitbildern die eigene Persönlichkeit zu entwickeln. Kinder – und manchmal eben auch Erwachsene – brauchen Vorbilder, an deren Interessen, Fähigkeiten und Haltungen sie sich orientieren können. Das müssten Menschen sein, die sie schätzen und achten, mit denen sie sich emotional verbunden fühlen können.

Solche Leitbilder gibt es – noch immer. Meist sind es nicht die Mächtigen und die Glitzernden, die sich als Vorbilder eignen. Und manchmal muss man über die Grenzen des eigenen Kulturkreises hinausschauen, um sie zu finden: Menschen, die ihre Begeisterung mit großer Selbstverständlichkeit leben, ohne viel Aufhebens davon zu machen.

Beispiele von Menschen aus unterschiedlichen Kontinenten und mit unterschiedlichem beruflichem Hintergrund zeigen: Manchmal braucht es eine gehörige Portion Mut, neue Wege einzuschlagen. Bisweilen verlaufen diese Wege auch nicht geradlinig, sondern sie müssen immer wieder neu sondiert werden. Aber der Erfolg für diese Mühe ist ein Leben, das dauerhaft zufrieden macht. Und: Das eigene Wohlbefinden ist Voraussetzung, um auch für andere Positives bewegen zu können.

Atem-Meditation

Hier finden Sie eine einfache Meditationsübung, die Millionen von Menschen überall in der Welt hilft, ihr Leben gelassener zu führen und sich nicht länger von Stress unterschiedlichster Art vor sich hertreiben zu lassen.

Um diese Übung durchzuführen, können Sie sich entspannt auf Ihr Bett legen. Ebenso gut ist es möglich, sich zum Üben aufrecht auf einen Stuhl zu setzen. Selbst im Gehen ist diese Meditation problemlos durchführbar.

Konzentrieren Sie sich nun auf Ihren Atem. Spüren Sie, wie er kommt und geht, kommt und geht, kommt und geht … immer wieder.

Wenn Ihnen zwischendurch irgendwelche Gedanken durch den Kopf gehen, nehmen Sie sie zur Kenntnis und lassen sie dann los. Dann kehren Sie wieder zu Ihrem Atem zurück und spüren, wie er kommt und geht, kommt und geht …

Regelmäßig angewandt, kann diese Übung eine sehr tiefe heilende Wirkung für Körper und Geist entfalten. Viele Menschen berichten, dass sie ihnen hilft, ihr Leben weit gelassener und stressfreier zu führen. Meditation löst die Probleme in unserem Leben nicht, aber sie hilft, auftretende Schwierigkeiten anders und neu zu sehen, mit deutlich mehr Abstand. Vor allem hilft sie, sich nicht länger vom Stress jagen zu lassen. So schaffen Sie optimale Voraussetzungen für ein hormonell ausgeglichenes, gesundes Leben bis ins hohe Alter.

23

Häufig gestellte Fragen

Frage: *Kann ich durch natürliche Hormone den Alterungsprozess beeinflussen?*
Ja, ohne jeden Zweifel ist es möglich, den Alterungsprozess durch Zuführen natürlicher Hormone aufzuhalten. Ebenso lässt sich das Altern durch Zufuhr von Nahrungsergänzungsmitteln oder durch bestimmte Naturmittel verzögern, die in der Lage sind, die körpereigene Hormonproduktion wieder anzukurbeln.

Frage: *Wie lange soll ich natürliche Hormone oder hormonanregende Nahrungsergänzungsmittel einnehmen?*
Über die Dauer der Anwendung entscheidet jeder selbst nach Bedarf und persönlichen Wünschen. Manchmal genügen ein paar Wochen oder Monate, um eine dauerhafte Besserung des Gesundheitszustands zu erreichen. Doch manchmal fällt man auch in den alten Zustand zurück, wenn man mit der Einnahme aufhört. Der Alterungsprozess schreitet wieder fort, und mit ihm kehren möglicherweise auch die Krankheiten wieder, die als typische Abnutzungs- und Alterserscheinungen gelten. In solchen Fällen ist es im Grunde wie mit der Nahrungsaufnahme: Der Körper braucht sie sein ganzes Leben lang jeden Tag.

Frage: *Muss ich mit einem erhöhten Krebsrisiko rechnen, wenn ich natürliche Hormone einnehme?*

Nein, ganz im Gegenteil. Krebs tritt zwar gehäuft bei älteren Menschen auf. Doch durch Zufuhr natürlicher Hormone und durch Anregung der natürlichen Hormonproduktion wird der Körper wieder in den gesünderen Zustand seiner jungen Jahre versetzt. Die Häufigkeit von Krebs und anderen typisch altersbedingten chronischen Erkrankungen geht deutlich zurück, wenn die natürliche Hormonproduktion angeregt wird.

Ein erhöhtes Auftreten von Krebserkrankungen ist nur bei Einsatz künstlicher Hormone beobachtet worden.

Frage: *Wenn Progesteron so gut wirkt, wie kommt es dann, dass mein Arzt es mir nicht verordnet?*

Normalerweise lernen Ärzte in ihrem Studium und in Fortbildungsveranstaltungen nichts über Yamscreme. Forschungsprogramme dazu gibt es dazu bisher noch kaum. Die Pharmakonzerne haben wenig Interesse, solche Pflanzenprodukte auf den Markt zu bringen, weil sie nicht patentierbar sind. Damit lässt sich nicht viel Geld verdienen.

Frage: *Muss ich unbedingt Nahrungsergänzungsmittel anwenden? Genügt es nicht, wenn ich mich gesund ernähre?*

Ob eine gesunde Ernährungsweise allein schon genügt, hängt von Ihrem Gesundheitszustand, Ihrem Alter, Ihrer Lebensführung und vor allem von Ihrer Zielsetzung ab. Wenn Sie gezielt und in kurzer Zeit Hilfe erreichen möchten, kann es besser sein, zusätzlich Nahrungsergänzungsmittel und natürliche Hormone anzuwenden. Sie können dann schneller mit Erfolgen rechnen. Aber Veränderungen in der Ernährung und in der Lebensführung sind ganz sicher ein erster Schritt in die richtige Richtung.

Frage: *Mein Arzt verschreibt mir Östrogen gegen Osteoporose. Kann ich das Medikament weiter nehmen?*

Wenn es sich um natürliches Östrogen handelt, kann diese Behandlung sinnvoll sein. Möglicherweise ist es notwendig, zusätzlich Progesteron anzuwenden. Sprechen Sie mit Ihrem Arzt darüber!

Frage: *Ich leide unter Schlafstörungen. Kann ich mit natürlichen Hormonen Hilfe bekommen?*
Ja, gegen Schlafstörungen helfen Melatonin und die Vorstufenhormone GABA und Tryptophan meist recht gut. Außerdem lassen sich mit der Schlafbeere Ashwaghanda, einem seit Jahrtausenden in der Ayurveda-Medizin bewährten Mittel, gute Erfolge bei Schlafproblemen erzielen.

Frage: *Wie kann ich feststellen, ob ich unter Hormonmangel leide?*
Erste Tests hierzu finden Sie in Teil II // Kapitel 6, Abschnitt »Hormonmangel testen«, S. 51.

Der nächste Schritt wäre ein Speicheltest. Dazu können Sie sich an Ihren Hausarzt wenden. Es ist aber auch möglich, den Speicheltest über das Internet zu bestellen.

Außerdem besteht die Möglichkeit, den Hormonstatus durch das Blut zu bestimmen. Diese Methode ist allerdings nicht immer zuverlässig. Sprechen Sie mit Ihrem Arzt darüber!

Frage: *Wie teuer ist ein Speicheltest?*
Für jedes untersuchte Hormon muss man mit Kosten von ca. 20–25 Euro rechnen. Privatkrankenkassen erstatten die Kosten teilweise, wenn die Untersuchung von einem Arzt verordnet worden ist.

Frage: *Meine Freundin hat Depressionen. Die Ärzte sagen, es sei Serotoninmangel. Sie bekommt ein Medikament dagegen. Helfen da natürliche Hormone?*
Durch Einnehmen von natürlichen Hormonen, durch geeignete Nahrungsergänzung und durch eine Ernährung, die dem Körper reichlich Tryptophan zuführt, können Depressionen in vielen Fällen gebessert werden. Be-

vor die Medikamente abgesetzt werden, sollte man auf jeden Fall mit dem behandelnden Arzt sprechen.

Frage: *Ich möchte mich mit hormonaktiver Nahrung ernähren. Soll ich nur Obst und Gemüse in Bioqualität verwenden?*
Am besten ist tatsächlich, nur Obst und Gemüse in Bioqualität für die eigene Ernährung zu verwenden. Allerdings ist dieser Anspruch nicht für alle Menschen in gleicher Weise erfüllbar, schon weil sie an ihrem Wohnort nicht immer Bioqualitätsware bekommen. Dann ist es günstiger, mit Schadstoffen belastetes Obst und Gemüse zu essen, als ganz darauf zu verzichten. Werden dem Körper genügend Vitamine, Mineralien und Vitalstoffe mit der Nahrung angeboten, ist er besser in der Lage, mit Schadstoffen fertig zu werden und sie wieder auszuscheiden. Stattdessen Fast Food zu essen, wäre ganz sicher nicht die richtige Alternative!

Frage: *Ich leide unter Panikattacken. Hat das etwas mit Hormonen zu tun?*
Hormonmangelzustände als Ursache von Panikattacken sind keine Seltenheit. Gelingt es, den Hormonmangel mit natürlichen Hormonen und Nahrungsergänzungsmitteln auszugleichen, so verschwinden meist auch die damit verbundenen Angststörungen. Ein Hormon-Speicheltest kann schnell Aufschluss darüber geben, ob und bei welchen Hormonen Mangel besteht. Beruhen die Panikattacken nicht auf Hormonmangel, so ist Psychotherapie zu empfehlen.

Frage: *Bei welchen Krankheiten helfen natürliche Hormone?*
Zu den typischen durch Hormonmangel bedingten Erkrankungen gehören:

- Fibromyalgie und andere unbestimmte Schmerzzustände
- Blasenfunktionsstörungen, häufige Blaseninfekte, Blasenschwäche, Reizblase
- Gallenblasenstörungen, Übergewicht, Schwindelzustände, Schilddrüsenprobleme, die durch eine Über- oder Unterfunktion der Schilddrüse hervorgerufen werden, Schmerzen vor der Regel, Schei-

dentrockenheit, Stimmungsschwankungen, Prostatabeschwerden, Nachlassen der Potenz und Libido

- Antriebslosigkeit, Osteoporose, Gedächtnis- und Konzentrationsstörungen, Erschöpfungszustände, Burnout, Demenz, depressive Verstimmungen, Restless-Legs-Syndrom (RLS), Aufmerksamkeitsstörungen (ADHS), Migräne, Schlafprobleme, Jetlag, Unruhezustände

Die Zahl der Krankheiten, die auf Hormonmangel zurückzuführen sind, ist so groß, dass es nicht möglich ist, sie hier vollständig aufzuzählen. Sie alle können mit bioidentischen Hormonen, die genau den körpereigenen Hormonen entsprechen, aller Wahrscheinlichkeit nach geheilt, zumindest aber deutlich gebessert werden, ohne dass Nebenwirkungen zu befürchten sind.

Frage: *Wie kommt es, dass Progesteronmangel überhaupt auftritt? Ist der Natur da ein Fehler unterlaufen?*

Nein, der Natur ist kein Fehler unterlaufen. Es liegt an unserer Lebensweise, die mit der Natur nicht mehr in Einklang steht. Natürlich lebende Völker, deren Ernährung reich an frischem Gemüse ist, kennen keinen Progesteronmangel. Bei ihnen produziert das Drüsensystem selbst genügend Progesteron. Außerdem enthält bei ihnen die Ernährung während des Klimakteriums genügend progesteronähnliche Substanzen. So bleibt die Freude an Sex aufrechterhalten und es ist dafür gesorgt, dass die Knochenstruktur stabil bleibt. Wissenschaftler haben die Knochendichte von Menschen gemessen, die vor 300 Jahren in England lebten. Der Knochenzustand war in allen Altersgruppen deutlich besser als bei den Menschen in westlichen Zivilisationen heute.[94] Sehr wahrscheinlich lag das an der Ernährung, aber wohl auch daran, dass sich die Menschen früher mehr körperlich betätigt haben.

94 Lee 2016, S. 57 f.

Dank

Mein ganz besonderer Dank gilt allen, die im *Arbeitskreis: gesund leben* an der Erforschung und Erprobung der in diesem Buch beschriebenen Mittel mitgewirkt haben – den Laien unter ihnen ebenso wie den Experten. Ohne ihren ehrenamtlichen Einsatz wäre dieses Buch nicht zustande gekommen.

Danken möchte ich vor allem aber den Pionieren der natürlichen Hormonbehandlung Dr. Michael E. Platt, Dr. John R. Lee, Professor Dr. Helmut Haubold und Dr. Annelie Scheuernstuhl, von denen ich lernen durfte.

Ein herzliches Dankeschön geht an Juliane Rottach und Susanne Beinvogl vom RIVA Verlag sowie an Stephanie Kaiser-Dauer als externe Lektorin. Sie alle miteinander haben das Entstehen des Buchs durch ihre ausgesprochen sympathische, behutsame Art zu lektorieren entscheidend gefördert.

Meiner Frau Katrin danke ich für die kritische Durchsicht des Skripts und für ihre Geduld, wenn ich ab und zu vergessen habe, dass es außer dem Bücherschreiben noch andere Dinge gibt, die für ein gutes Leben wichtig sind.

Stichwortverzeichnis

B

C

D

H

I

J

R

S

Literatur

Ahmad, M. K., Mahdi, A. A. et al.: Withania somnifera improves semen quality by regulating reproductive hormone levels and oxidative stress in seminal plasma of infertile males. Fertil Steril, 2010; 94(3): 989–996.

Aisen, P. S., Schneider, I. S. et al.: High-dose B vitamin supplementation and cognitive decline in Alzheimer disease: a randomized controlled trial. JAMA, 2008; 300(15): 1774–1783.

Allwang, M.: Sonne? Mangelhaft! Apotheken Umschau, 18.1.2018, 32 f.

Arendt, J., Aldhous, M., Marks, V.: Alleviation of jet lag by melatonin: preliminary results of controlled double blind trial. Bit Med J, 1986; 292: 1170.

Attenburrow, M. E., Cowen, P. J., Sharpley, A. L.: Low dose melatonin improves sleep in healthy middle-aged subjects. Psychopharmacology, 1996; 126: 179–181.

Bae, Y. S., Hill, N. D. et al.: Innovative uses for zinc in dermatology. Dermatologic clinics, 2010; 28(3): 587–597.

Bahnsen, U., Schweitzer, J.: Ältere kennen die Abkürzung. ZEIT Nr. 39/2018, 20.9.2018. https://www.zeit.de/2018/39/bessere-haelfte-eckart-von-hirschhausen-tobias-esch-alt-werden, abgerufen am 3.5.2019.

Becker, R. O.: Der Funke des Lebens. Elektrizität und Lebensenergie. Der Einfluss elektrischer Ströme und elektromagnetischer Felder auf den menschlichen Körper – die Chancen der Energiemedizin und die Gefahren der elektromagnetischen Umweltverschmutzung, 2. Auflage, Bern, München, Wien 1991.

Béliveau, R., Gingras, D.: Krebszellen mögen keine Himbeeren, Nahrungsmittel gegen Krebs, 4. Auflage, München 2017.

Beral, V., Bull, D., Reeves, G.: Endometrial cancer and hormone-replacement therapy in the Million Women Study. Lancet, 2005; 365(9470): 1543–1551.

Berres, I.: Selbst leichte Bewegung verlängert das Leben. Spiegel Online, 7.11.2012, http://www.spiegel.de/gesundheit/ernaehrung/sport-selbst-leichte-bewegung-steigert-die-lebenserwartung-deutlich-a-865592.html.

Bettermann, A.: Eine alternative Therapieform psychosomatischer Krankheitsbilder durch Ginseng-Extrakt, Sonderdruck bei Werner & Winkler, Wertheim, 1981.

Cao, J., Zhang, P., Xu, C. et al.: Effect of aquous extract of Arctium lappa L. (burdock) roots on the sexual behaviour of male rats. BMC Complementary and Alternative Medicine 2012; 12(8): 1472–6882/12/8.

Chen, S., Li, Z. et al.: Effects of CS-4 (Cordiceps sinensis) on Exercise Performance in Healthy Older Subjects. A double-Blind, Placebo-Controlled Trial. The Journal of alternative and complementary medicine, 2010; 16(5): 585–590.

Colzato, L. et al.: Eating to stop: Tyrosine supplement enhances inhibitory control but not response execution, Neuropsychologia, 2014; 62: 398–402.

Colzato, L. et al.: Food for creativity: tyrosine promotes deep thinking, Psychological Research, 2015; 79(5): 709–714.

Dahlke, R.: Einsatz einer Vitalkostvariante zur Verbesserung nicht nur der Stimmung, https://blog.dahlke.at/einsatz-einer-vitalkostvariante-zur-verbesserung-nicht-nur-der-stimmung/ Stand: 08.07.2019.

Der Spiegel: Fröhlich mit neunzig, Heft 34/1995. https://www.spiegel.de/spiegel/print/d-9208294.html, abgerufen am 6.5.2019.

Douaud, G., Refsum, H. et al.: Preventing Alzheimer's disease-related gray matter atrophy by B-vitamin treatment. Proc Natl Acad Sa 2013, 10(23): 9523–9528.

Erie, J. C. et al.: Reduced zinc and copper in the retinal pigment epithelium and choroid in age-related macular degeneration. American journal of ophthalmology, 2009; 147(2): 276–282.

Fahim, M. S., Fahim, Z. et al.: Effect of Panax Ginseng on testosterone level and prostate in male rats. Arch Androl, 1982; 8(4): 261–263.

Fasching, R.: Teepilz Kombucha. Das Naturheilmittel und seine Bedeutung bei Krebs und anderen Stoffwechselkrankheiten, 9. Auflage, Steyr 1988.

Fischer, H.: Die Wilde Yams-Wurzel. Indianisches Wissen über eine hormonaktive Pflanze, neu entdeckt, https://frauen-naturheilkunde.de/gp/data/_uploaded/file/Yams.pdf
abgerufen am 2.5.2019.

Harnisch, G.: Alternative Heilmittel für die Seele. Selbsthilfe bei depressiven Verstimmungen, Schlafstörungen und nervöser Erschöpfung, 2. Auflage, Hannover 2009.

Harnisch, G.: Chinesische Heilmittel für ein langes Leben. Ling Zhi, Jiaogulan, Ginseng, 3. Auflage, Schiedlberg/Austria 2010.

Harnisch, G.: Endlich gut drauf! Wie Sie Ihre Glückshormone natürlich anregen – für mehr Lebensfreude, Wohlbefinden und Energie, 2. Auflage, Murnau a. St. 2014.

Harnisch, G.: Ginseng, Heilkraft aus der Wunderwurzel des Ostens. Wie Sie Ihre Lebensenergie steigern und bis ins hohe Alter gesund bleiben, Bietigheim 1998.

Harnisch, G.: Griechisches Eisenkraut. Heilung fürs Gehirn: Hilft bei Angst, Alzheimer, ADHS, Depressionen und Schlafstörungen, 2. Auflage, Kirchzarten 2012.

Harnisch, G.: Heilströmen: Fit mit der Energie unserer Hände, Einfache Hilfe zur Selbsthilfe, Schiedlberg/Austria 2017.

Harnisch, G.: Kombucha: Geballte Heilkraft aus der Natur, 3. Auflage, Bietigheim-Bissingen 1996.

Harnisch, G.: Selbstheilung mit der Akupressurmatte, Geheimtipp für Rücken- und Stressgeplagte, 6. Auflage, Schiedlberg/Austria 2013.

Heiss, G., Wallace, R. et al.: Health risks and benefits 3 years after stopping randomized treatment with estrogen and progestin. JAMA, 2008; 299(9): 1036–1045.

Hirschhausen, E. v.: Wunder wirken Wunder. Wie Medizin und Magie uns heilen, Reinbek bei Hamburg 2018.

Horbach, W.: 77 Wege zum Glück, München 2008.

Kampitsch, T., Zippel, C.: Natural Doping. Potenz, Fitness und Gesundheit durch hormonaktive Superfoods, München 2016.

Karstädt, U.: Entgiften statt Vergiften, London 2007.

Lamberg, L.: Melatonin potentially useful but safety, efficacy remain uncertain. JAMA, 1996; 276: 1011–1014.

Lee, J. R.: Natürliches Progesteron. Ein bemerkenswertes Hormon, 7. Auflage, Wörthsee 2016.

Maserejian, N. N., Hall, S. A., McKinlay, J. B.: Low dietary or supplemental zinc is associated with depression symptoms among women, but not men, in a population-based epidemiological survey. Journal of affective disorders, 2012; 136(3): 781–788.

Müller-Wohlfahrt, H.-W.: So schützen Sie Ihre Gesundheit. Mehr Lebensqualität mit meinem Sofortprogramm gegen Freie Radikale, München 2003.

Niestroj, I.: Praxis der Orthomolekularen Medizin, Stuttgart 2000.

Nimtz-Köster, R.: Die große Hormon-Blamage. Der Spiegel, Heft 30/2001. https://www.spiegel.de/spiegel/print/d-19699052.html, abgerufen am 3.5.2019.
Piepgras, I.: Unsterblichkeit – Der Mann, der ewig leben will. ZEITmagazin Nr. 37/2018, 6.9.2018.
Pierpaoli W., Regelson, W.: Melatonin – Schlüssel zur ewigen Jugend, Gesundheit und Fitness, München 1996.
Platt, M. E: Die Hormonrevolution, 7. Auflage, Kirchzarten 2013.
Reuther, G.: Die Kunst, möglichst lange zu leben, 2. Auflage, München 2019.
Ross J: Was die Seele essen will. Die Mood Cure, 7. Auflage, Stuttgart 2016.
Russell, I. J., Micalek, J. E., Viparo, G. A., Fletcher, E. M., Wall, K.: Serum amino acids in fibrositis/fibromyalgia syndroms. J Rheumatol Suppl, 1989; 19: 158–163.
Salvati, G., Genovesis, G. et al.: Effects of Panax Ginseng C. A. Meyer saponins on male fertility. Panminerva Med, 1996; 38(4): 249–254.
Sandhu, J. S., Shah, B. et al.: Effects of Withania somnifera (Ashwagandha) and Terminalia arjuna (Arjuna) on physical performance and cardiorespiratory endurance in healthy young adults. Int J Ayurveda Res, 2010; 1(3): 144–149. doi: 10.4103/0974–7788.72485.
Savory, C. J., Mann J. S., MacLeod, M. G.: Incidence of pecking damage in growing bantams in relation to food form, group size, stocking density, dietary tryptophan concentration and dietary protein source. British Poultry Science, 1999; 40(5): 579–584.
Scheuernstuhl, A., Hild, A.: Natürliche Hormontherapie. Alles Wissenswerte über Hormone, die Ihre Gesundheit nebenwirkungsfrei ins Gleichgewicht bringen können, 15. Auflage, Bielefeld 2017.
Scholz, H.: Macht Ginseng Müde munter? Kosmos 2/1979.
Seligman, M.: Der Glücks-Faktor. Warum Optimisten länger leben, 8. Auflage, Köln 2011.
Shenoy S., Chaskar, U. et al.: Effects of eight-week supplementation of Ashwagandha on cardiorespiratory endurance in elite Indian cyclists. J. Ayurveda Integr Med, 2012; 3(4): 209–214. doi: 10.4103/0975–9476.104444.
Smith, A. D., Smith, S. M. et al.: Homocysteine-lowering by B vitamins slows the rate of accelerated brain atrophy in mild cognitive impairment: a randomised controlled trial. PloS ONE, 2010; 5(9): 1–10.
Steinberg, S., Annable, L. et al.: Tryptophan in the treatment of late luteal phase dysphoric disorder: A pilot study. J Psychiatry Neurosci, 1994; 19(2): 114–119.
Türk, G., Sonmez, M. et al.: Effects of pomegranate juice consumption on sperm quality, spermatogenic cell density, antioxidant activity and testosterone level in male rats. Clin Nutr, 2008; 27(2): 289–296.
Tzischinsky, O., Lavie, P..: Melatonin possesses a time-dependent hypnotic effect. Sleep, 1994; 17: 638–645.
Van der Does, A. J.: The effects of tryptophan depletion on mood and psychiatric symptoms. J Affect Disord, 2001; 64(2–3): 107–119.
Völker, M.: Das Serotonin-Mangel-Syndrom. Natur & Heilen, 10/2011.
Waleed Abid Al-Kadir Meres, Wisam S. Najam: The effect of Ginger on semen parameters and serum FSH, LH and Testosterone in infertile men. Tikrit Medical Journal, 2012; 18(2): 322–329.
William, A.: Medical Food. Warum Obst und Gemüse als Heilmittel potenter sind als jedes Medikament, 5. Auflage, München 2017.
Young, S.: Behavioral effects of dietary neurotransmitter precursors: Basic and clinical aspects. Neurosci Biobehav Rev, 1996; 20(2): 313–323.